AQUARIUS

AQUARIUS

AQUARIUS

AQUARIUS

後青春 Restart

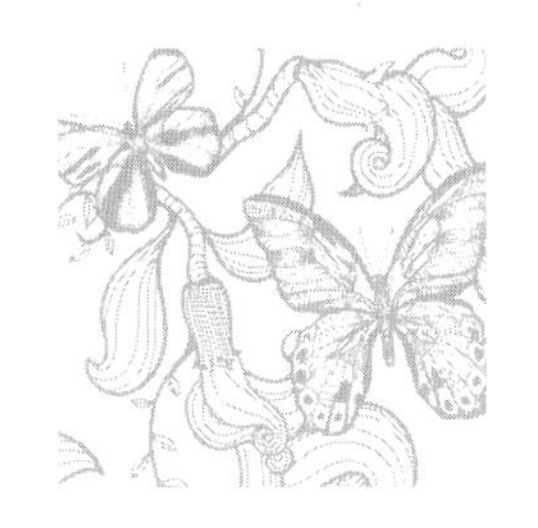

後青春，更超越青春。
從心理、健康、照護，到尊嚴的告別，
我們重新啟動一個美好的人生後半場。

別怕安眠藥

正確用藥，解除失眠魔咒

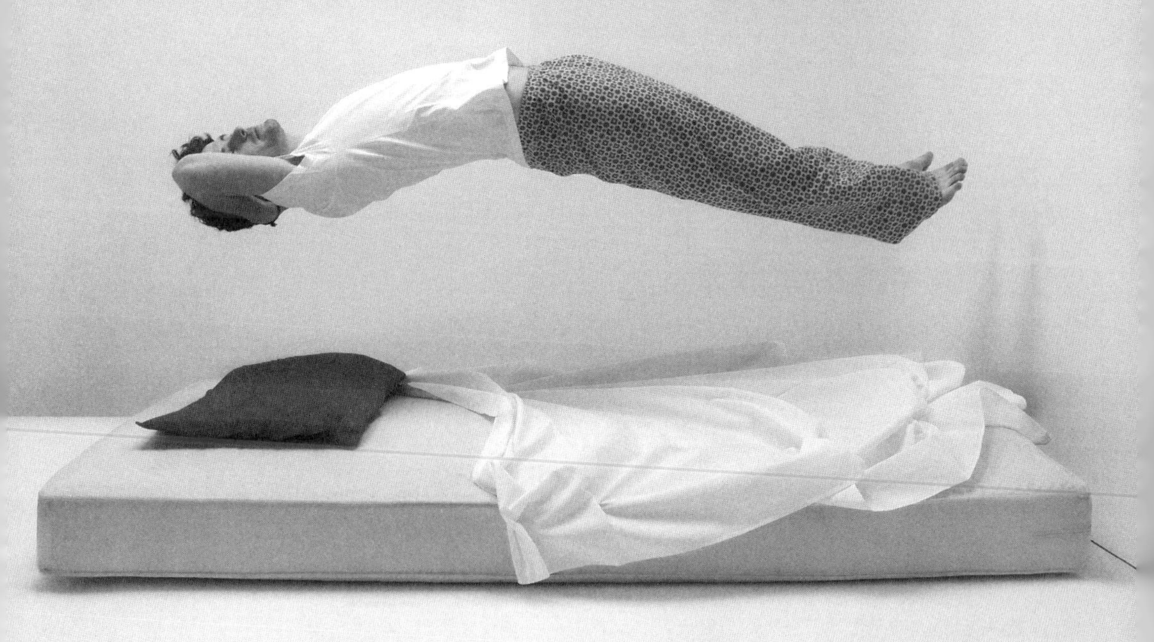

陳俊欽醫師・賴奕菁醫師◎著

【推薦序】

失眠不可怕，要找對專家

◎賴德仁

中山醫學大學暨附設醫院精神科教授暨主治醫師、台灣精神醫學會理事長、
台灣老年精神醫學會理事長、台灣失智症協會理事長

我的專業主要在老年精神醫學，雖是教授級，但為了增加看病品質，尤其看老人家更需小心翼翼，所以特別限診，因為我一直認為精神科醫師不能只是開藥而已，須詳細詢問其精神及身體症狀與疾病、服用藥物種類及生物、心理與社會之病因，且對患者及照顧者解釋病情並給予心理支持。台灣睡眠醫學會近年來多次全國流行病學研究，發現國內成年人睡眠障礙之盛行率約為五分之一到四分之一，在緊急亂投醫及得來速之心理作祟下，很多國人長期服用並依賴安眠藥物，健保署也注意到此問題，而漸漸對安眠藥設限。睡眠問題在精神科門診是很普遍的，基本上大部分精神科或身心科醫師針對睡眠問題，會花時間詳細問診是何種睡眠障礙類型？有多久？有無服用過助眠或其他藥物？效果如何？是否併發精神疾病或身體疾病？有無特別壓力？甚至還問其工作性質、人格特質及家庭狀況等。有睡眠障礙抱怨之精神科初診病人，大部分在其他科醫師處已服用一段時間之安眠藥物，來看精神科門診的原因大部分是藥效不佳、有藥物副作用

（夢遊、嗜睡及記憶障礙等）及擔心長期依賴藥物等。很多國人及有一些非精神科醫師對睡眠障礙了解不多，很容易就使用安眠藥物，殊不知，只要改變睡眠型態即可改善睡眠，例如：我常對老年患者說「白天要多運動、少臥床」、「日出而作、日落而息」等之睡眠衛生方法。但是很多個性較急與完美主義者，無法忍受失眠，越想睡好越睡不好，就只好長期與安眠藥為伍了。另外，針對其精神疾病（憂鬱症、焦慮症、恐慌症、思覺失調症、躁症等）及身體疾病（疼痛、睡眠呼吸中止症候群、胃食道逆流、心臟衰竭、慢性肺氣腫或支氣管炎等）對症下藥，就可避免長期服用安眠藥物。

所以睡眠障礙只是一種症狀的表現，這只是海平面上之冰山，如果只服用安眠藥物，只是治標，並不能治本，甚至產生很多問題。所以建議有睡眠障礙的人，不要急著服用安眠藥物，日夜作息要正常，白天尤其是早上多運動，下午以後少喝咖啡、茶與可樂等刺激性飲料，將主要睡眠與躺床時間放在晚上。如果睡眠障礙已成為困擾時，建議找相關專家，尤其是精神科或身心科醫師比較可以詳細評估並給予較正確之治療模式。

說實在的，剛接到邀約為這本書「別怕安眠藥」作序時，內心很掙扎，因為在忙碌的行程中，實在難以撥出時間。不過在看了這本書後，我很感動，這本書很貼近一般大眾的心理，也很符合大家的需求。陳俊欽醫師與賴奕菁醫師算是較熱情且較直話直說的中生代精神科醫師，他們長期與罹患睡眠障礙的患者相處，更可以了解這些患者的心理與安眠藥之使用情形。

這本書的特色是從對服用安眠藥的矛盾心情與汙名化開始，再談到一般人對服用安眠藥之忐忑不安，包括：會傷身體嗎？過量會致死嗎？會上癮嗎？會夢遊嗎？會增加罹患失智症的風險嗎？會致癌嗎？兩位醫師以其學術與臨床經驗詳細說明。另外，本書也談到服藥原則、針對特定族群說明，並細說安眠藥的種類與具有助眠效果之藥物等，內容非常完整實用，值得一讀。

Contents

| 副作用篇 |

| 服藥原則 |

Contents

Contents

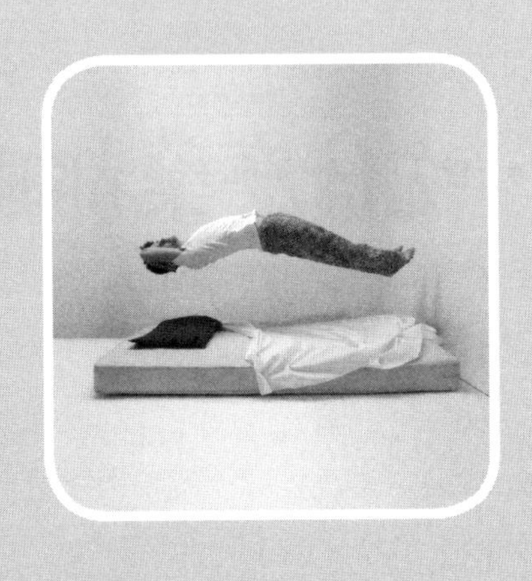

輯一・安眠藥心理

沒有心，吃什麼藥都睡不著

我寫的是藥，談的卻是心：沒有心，吃什麼藥都睡不著。

「醫師，有沒有更好的藥？只要有效，沒有副作用，貴一點，沒關係。」一位西裝革履的男子愁眉苦臉的問。「我才三十幾歲，沒吃藥就睡不著，我每天都在想：我這輩子該怎麼辦？難道，我就要這樣天天吃藥一輩子嗎？天哪！我不知道還要活多久，如果照你的說法：這幾十年來，生物科技快速延伸了人類的壽命，人類卻不知道要怎麼運用這多出來的『一輩子』——那我新的這輩子不就是先天殘疾，必須天天帶著這瓶藥罐子，不然就活不下去？像我每次出差，都要檢查再三，生恐忘了帶上這瓶藥，整趟旅行就生不如死，徹夜難眠，別說向國外客戶簡報，就連要放鬆個幾天都不行。我簡直就是安眠藥罐子的奴隸。」

「你是否曾經——忘了穿內褲就去搭飛機？」我打了個岔。

男子愣住了。「當然不曾這樣！」

「既然你都會記得穿內褲才去搭飛機，那你怎麼會擔心忘記帶藥就出國呢？」我笑著說。「或者，我該這麼問：你會覺得自己成為內褲的奴隸，連要不穿內褲就出門個幾天也不行嗎？」

男子尷尬的說：「是不會，不過，這兩個不一樣吧！而且，如果忘記帶內褲，可以在國外買啊！」

「你說得對，忘記帶內褲，可以在國外買；忘記帶藥，也可以在國外看病啊！雖然國外看病很貴，但不得已時，也可以拿得到一模一樣的藥，何況目前使用的安眠藥，全世界幾乎統統一樣。不過，我比較感興趣的是：那你會討厭每天都要穿內褲嗎？」

「不會。」

「為什麼不？」

「內褲只有一條，洗完澡一穿，那就好了，很簡單，而且很方便，不都是這樣的？」

「你整天的藥物也只有睡前一顆安眠藥，吃藥的速度保證比穿內褲快，而且更簡單，也很方便，只要一杯水——但是，我更好奇的是：你每天都會換條新內褲吧？」

「那當然！」

「那麼你打算要換到幾歲呢？」我雖然保持笑容，卻都是用很認真的態度問：「譬如說，退休之後，你還會保持這習慣嗎？」

「那當然——」男子想了想。「除非，將來我老了，生活沒辦法自理，那看護可能就會改用成人紙尿褲。不過，只要我行動自如，我當然會希望能自己換內褲。」

「既然如此，你為什麼從來不焦慮：你接下來幾十年，每天都要穿內褲，甚至，只要自己還能動，就要死守著內褲，不希望讓看護用成人紙尿褲替換掉；而此刻，你卻那麼擔心一天一顆的安眠藥呢？」

「我猜，我擔心的是那未知的副作用。現在雖然資料都顯示很安全，可是十幾二十年後呢？」

「可是，也有研究顯示，因為有些西服或套裝的材質不透氣，長期穿著內褲，容易導致排汗困難，增加女性發炎機率；在男性身上，甚至有引發睪丸癌的危險。看起來，內褲跟安眠藥一樣都不太安全呢！」

男子終於受不了了。「老實說，我不明白內褲跟安眠藥有什麼關係。」

「有啊！兩者的相似性太高了。首先，兩者都很重要，天天都要用，一天也不能少；其次，在可預見的未來，你都離不開它們；其三，它們占用你生活的時間很少，但帶來的便利性卻很大；最後，它們都有風險，但是不大，因果關係至今也不確定。」我說。「可是，你對其中一種採取全然接納的態度，了解它的必須性，放任自己依賴它，也承擔了它所帶來的全部風險；另一個則否。」

「你接受的那個，你從不曾為它煩惱過一秒鐘；被你否定的那個，你卻天天為它焦慮：吃了怕副作用，不吃怕失眠。」我說。**「焦慮是睡眠的殺手，你每天吃進去的那顆安眠藥，說不定有四分之三，是在抵消你心中那份對於藥物的恐懼，只剩四分之一，才是真正治療失眠的部分。**

你想減藥，就得好好思考：你為什麼不怕穿內褲，卻害怕吃藥。」

男子又愣住了。

看待藥物的態度，才是關鍵

「關鍵並不在於你吃了什麼藥，而是在於你怎麼看待你吃藥這件事。讓你焦慮的，並不是藥物的副作用，而是你對於失去藥物的恐懼，偏偏你又不能不靠藥物就能一夜好眠，這樣矛盾的心理，讓你感到很挫敗。白天，你想控制清醒；晚上，你想控制睡眠，然而就是事與願違，你不能控制每一樣東西，安眠藥就是一種你控制不了的東西：你需要她、愛她，卻又恨她、無比的厭惡她——你是否記得第一次來找我的時候？」

男子陷入沉思。我接著說：「當時，你的感情陷入谷底，交往近十年的女友，竟在結婚典禮的前一天落跑，酒席都訂了、客人也到了、滿堂喜氣洋洋，偏偏迎娶的車隊竟然只接回一封信。信上寫什麼，你還記得嗎？」

「她說她再也不能拒絕身體的聲音——她已經完全不能忍受我對她生活上每一個細節的控制，婚禮所經歷的禮數、規矩、節奏等等，讓她終於崩潰，決定採取行動。」男子的聲音異樣的平靜，空氣中宛若有什麼被強力壓抑而凍結似的，時鐘秒針的流動聲不見了，只聽得見沉沉規律的心跳聲。

「你很勇敢。能走過這一切，再度站起來的人不多。特別是男性。不過，你做到了。老實說，你第一次要進行心理治療時，我內心都還沒什麼把握。」我淺淺一笑，露出稱許的目光。

男子眨著眼，鼻子動了動。彷彿有些什麼化開似了，滴答滴答的聲音再度響起。

「你那可愛的女兒上小學了吧？」我說。宛若融化的春雪，男子的臉部輪廓變得模糊了。「還沒哩！才剛上幼兒園大班。」

「很可愛吧？」

男子點頭，彎腰抽了一張面紙。「是真的很可愛。」男子笑了。

「你怎麼教的？你太太不是比你還忙？三天兩頭就在國外。」

「我也沒教她，沒人教她。其實，我也不知道，總之，以前看，還沒那麼可愛，但是上了幼兒園之後，越來越會撒嬌，還越來越皮，管也管不動，每次她惹我生氣，一看到她那表情與無辜的模樣，我就忍不住把要罵的話吞了回去。我也不知道她這些把戲都去哪裡學來的。我老婆都說我把她給寵壞了。」男子展開難得的笑容。「我知道你要我做什麼了：不要急著想控制我的藥量，就順其自然，能減就減，不能減就暫時維持原狀。」

「你明白了。你以前辦得到，這次，你也就辦得到。不用擔心，女兒、太太跟你的緣分，既然來了，就不會急著走——至少，那一顆藥不會改變什麼。」我說。「今天你懂了，愛她們，就不要捏死她們；你自己何嘗不是如此？藥物何嘗不是如此？如果用盡各種辦法都睡不著，而非得用藥不可，那就相信它，愛它。該來的就會來，該走的留不住。你得明白：藥物不是你的主人，你才是藥物的主人，藥物為你東征西討，你卻在京城裡天天擔心它會不會篡位？」

要相信，藥物控制不了你

人們總是太過相信自己熟悉的東西，例如：紅酒；卻太容易懷疑自己不熟悉的事物，例如：安眠藥。事實上，你不妨翻開報紙，找一找，近三十年來，服用新式安眠藥自殺的人裡頭，是否能找到任何成功的案例？相反的，喝酒過量暴斃的，卻天天在上演。

嚴格說起來，「酒」這東西就是第一代的安眠藥，也是最危險、致死率最高的安眠藥之一，只不過因為太常見，人們總是對之掉以輕心；而現階段所使用「苯二氮平類安眠藥」，可以算是第四代的安眠藥了，不僅遠比第三代的「巴比妥類安眠藥」安全太多，也比第一代的酒類安全。

只是，如果將酒類比喻成宦官，貌似忠良，實則險詐，能力有限；那麼目前在使用的各種安眠藥，就是率領數十萬王師的驃騎大將軍，攻無不克，戰無不勝。偏偏歷來的皇帝總是相信宦官，卻整天懷疑驃騎大將軍是否想謀反。說穿了，不外那個「控制感」在恫嚇你的心而已。

你得搞清楚：你才是藥物的主人，應該是你在駕馭藥物，不是讓藥物控制你。你不需要親自完全搞懂藥物，你只需要了解一小部分藥理、同時搞懂那些「懂藥物的專家」內心在想什麼就行了。自古開國明君沒有一位生下來就是九五之尊的——如果二十年後，你還是什麼都不懂，那麼你注定就是被宦官包圍的亡國之君；學習善用各式良將的專長，截長補短，你的人生才有可能縱橫天下。

如果你需要安眠藥，那你就得放下身段，向安眠藥學習。反之，當你與它為敵，你們就會一輩子交戰、難分難捨。讓藥自由，該來就來，該走就走，你也自由。

王天下，讓身體藉由藥物的撫慰而漸漸進入得以休息的夢鄉；而不是霸天下，用超量的藥物強逼身體禁絕思考而被敲暈。這就是藥心，也就是藥的心，藥由心生。

沒有心，吃什麼藥都睡不著。

如果失眠是生命中必經的過程

西元1867年11月9日，江戶幕府第十五代將軍德川慶喜把政權交還天皇，歷時兩百六十五年的江戶幕府統治結束。日本朝野均知：時代變了，在西方列強的進逼下，幕府面臨前所未有的危機，無法解決財政惡化、通貨膨脹、農村土地兼併和城市無業流動人口增加等問題，日本必須面對現實，否則，就等著滅亡。史稱：大政奉還。

一百多年後，一位華爾街的投資大師被詢問到他何以能從市場中獲利，他只說了一句話：「永遠不要問為什麼，你能做的就只有接受，然後調整自己的策略。」

乍聽之下，這兩件事毫無關係，更與「失眠」八竿子打不著，然而，它們都指出了相同的一件事：人類不能改變已經發生的事實，卻可以改變對事實的態度——

「不可能！我從小到現在，都是最好睡的那一個，再怎麼說，失眠的那個人絕不應該是我！」「我寧願失眠，也絕對不吃藥，如果每天都還得靠藥物才能睡，人生還有什麼意義？」「我相信一定有恢復容易入眠的辦法！再怎麼辛苦，我也願意努力去嘗試！」

諸如此類的話語，是失眠者很常見的反應。偏偏，這群人最容易成為悲情的義勇白老鼠：掏出大把大把的鈔票，去購買各種效果不甚確定的東西，有的宣稱千年不傳之祕、有的訴諸超高科技產品、有的窮盡人類想像之力——只為那僅存的希望與夢想，不惜把自己當成實驗品，然後，就在南瓜馬車中的夜半鐘聲響絕之後，心不甘情不願的爬下床，小心翼翼的「最後一次」服用一點點「絕對不是安眠藥」卻可以安眠的藥（通常稱為助眠劑），讓自己第二天在充滿罪惡感中起床，一日復一日，一年復一年。

面對現實吧！我經常心中這麼說。實際上卻很少講出來，因為沒什麼人要聽；就算說了，不少人的反應都是這樣的——

「你要說什麼我都知道，因為安眠藥我吃過，而且吃過很多。」然後，就是一段「起初很矜持，醫師開幾顆，就真的吃幾顆；後來自暴自棄，抓到安眠藥就往嘴裡塞；最後，大澈大悟，在戒斷症狀中痛苦得死去活來，總算戒除安眠藥，無藥一身輕」的故事。劇情各有出入，不過就像八點檔，時空地點男女主配角都在變，唯獨劇情不變。「我終於從藥物中走出來了，不會再走回去。我寧願繼續服中藥，等待失眠的斷根，就算每天都要翻來覆去，一直到老死，也不想再靠安眠藥睡覺。」

通常，我會問一句話——

「你知道當初你吃的是什麼安眠藥嗎？」

「我不知道。」

這是最常聽到、卻也最讓人嘆息的答案——

一個人對於令他如此依賴、抗拒、自責、無奈、憤怒、恐懼、厭惡、天天得面對的事物，竟然可以一無所知乃至於斯！

而他咬緊牙關、願意用一生的代價去交換的救贖：「就算每天都要翻來覆去，一直到老死，以獲得失眠的斷根，我也不願再靠安眠藥睡覺」跟「在長期控制的低劑量下，每天在平靜中入睡，第二天，繼續享受燦爛的人生，一直到老死」，兩者的差別就只在於前者建立在無知與抗拒的基礎上，決意不惜成本，與失眠進行一個你死我活的殊死戰：在失眠被「徹底根治」以前，談論所謂的「豐盛的生活」是沒有太大意義的。而後者卻是充滿了諒解、信任與接納，承認失眠已經存在的事實，但是也堅定的表示：這並不代表自己的人生從此就是黑白的。

只有了解與接納：無論對自己或藥物——必要之惡才不會再是必要之惡，也不會再是能夠肆意蹂躪自己人生的怪獸，而是可以在充分監督下的得力助手。

坦然面對抉擇的後果

失眠是一種事實現象，固然會因為年齡的增長而出現，但是更重要的決定性因素，是你所選擇的生活型態。不要抱怨你祖宗十八代都沒人失眠，為什麼獨獨你會？非常有可能的是，你的眼界比他們都高，野心比他們都大——雖然在現實上，你可能活得一點也不怎麼樣：成就在別人眼中看起來不算小，但除了空洞的讚美以外，曲終人散的時候什麼也不剩。不管你滿不滿意這樣的結果，但只要你做出了這樣的選擇，而得到了這樣的結果，那你得心甘情願的面對這樣的後果。

不一定是汲汲於世俗名利才會帶來迷亂的心緒；恰恰相反的：自我挑戰、覺醒、學習與進步，本身就是造成失眠的主因之一。正因為人類不安於現狀，才會有進步；能夠自我覺察，才會有所迷惘——德性之間，彼此也是存在矛盾的。你如果是一個不求長進的大鄉愿，你可能天天一覺到天明。

事實的國度裡沒有善惡——上帝沒有義務因為你努力不懈，或者你堅守善道，就非得給你個喜劇收場不可。上帝已經將失眠的解藥——安眠藥——的化學結構與製造方法流傳人間，你拒吃，是你的事，別怨天尤人。藥物絕非唯一的解決方式，但依舊是一種方式——至於安眠藥是否被濫用？醫師是不是一直開藥下去？那是人禍，應該處理與解決。如果你不想面對這問題，只想整塊切割：不看不想不吃，那你面對失眠就得甘願。

打破「治本迷思」

這麼多年下來，我從事心理治療工作，多的是厭倦於一般精神科永無止盡的門診、和那一包又一包、吃也吃不完的安眠藥的人們。他們來到我這裡，尋求另一種心靈上的慰藉——更精確的說，一種他們夢想中的出口。然而，當他們發現：我也可能使用藥物時，有些人都頗為吃驚——

「我以為你是反對用藥的。」

「什麼是藥？什麼不是藥？在我的眼中，只要能救人的方法，都是藥。」

「西藥都是人工合成的，副作用大，而且只治標，沒有治本的效果。」

「當年五月花號從歐洲航向新大陸，新移民承受不了北美惡劣的天氣，飢寒交迫，多數人都生病了，當地的印地安人伸出友誼的手，教會他們剝下柳樹的皮，用滾水煮湯，喝了，果然燒就退了，不再發炎，受傷、骨折的地方也不痛了。柳樹裡含有水楊酸，就是西藥裡的阿斯匹靈。你說，這是草藥還是西藥？」我問。「我確定：阿斯匹靈只有治標的效果，但是病倒的新移民因此能夠從感冒中恢復體力，補充燃料、準備飲食、修補破損房舍、做好育幼行為等責任分工，在異鄉活下去。確實，它不能治本，第一批移民最後還是全死光了，但是，新的一代，也就在新的土地上生根播種了。」

這樣的治標，你說有沒有意義？安眠藥的目的，又何嘗不是如此？重要的是，讓你從失眠的禁錮中解放出來，生命再次有了各種可能。醫師應該負責的是：如何用最低的劑量——甚至可以停藥的時候就停藥，但需要恢復用藥的時候也得坦然恢復用藥，讓你在漫長的歲月中，都始終保持盡可能少的用藥，達到最良好的睡眠；而你的責任，則是好好思考：怎麼讓你的人生過得精彩，過得有意義，最重要的是：讓未來的你不會後悔。

失眠者有免於被恐嚇的權利

為服用安眠藥去汙名化的行動需要支持，偏偏社會的氛圍卻是以恐嚇失眠者為樂：不管是親朋好友、報章雜誌、社會團體，人們總愛以各種方式來提「醒」失眠者，安眠藥可能有的風險包含哪些與哪些，但失眠者已經夠焦慮了，升高焦慮只會抵消掉更多安眠藥的效果，徒增藥量，百害而無一利。

但近年來還加入一些醫療研究者，為了量產論文而不斷重複研究某些事物與其他疾病的相關性，很不幸的，安眠藥也成為其中的受害者，甚至被建構出可能引發「失智症」或「癌症」的議題來。特別是一般民眾往往不清楚「相關性」並不代表「影響性」，例如：罹癌的人100%都呼吸空氣過，沒呼吸空氣過的人（一出生就夭折）100%都不會罹癌，我們能據此推論呼吸空氣會致癌，所以從此開始憋氣嗎？當然，研究還是真的，因為你壓住口鼻後不用多久就會死亡，之後就不會罹癌了——但這有

意義嗎？（在後面章節會有詳述）

最糟糕的是，連衛生主管機關也加入這行列：2016年初，衛生福利部食藥署開記者會，內容是2014年國人總計服用約3.39億顆安眠藥，與2013年的3.27億顆安眠藥相比，多吃1200萬顆的安眠藥，相當於多出一座雪隧的長度，用量創史上新高。

這則新聞引起了一定的注意，最有意思的是：食藥署並無公布任何解決措施或因應對策。那我們自然會懷疑：公布這些足以讓失眠者更焦慮，使用更多安眠藥的數據，背後的目的究竟為何？

就這樣，不同的人基於不同的動機、立場、知識背景與目的，一而再、再而三的汙名化安眠藥，但共同產生的效果就是讓大眾的認知更偏差，失眠者的焦慮度更高、更不容易入睡，結果就是安眠藥的使用量更大。

我們無法阻止人們在安眠藥上頭作文章，秀自己的下限；只能寄望於喚醒失眠者的權利意識。至少，從了解開始，而不是在極大的恐懼中不得已的狀況下服用。希望能在充分了解之後，做出屬於自己的評價與選擇。

當棍子遇上魚鉤：安眠藥與其他助眠工具的不同

你可以透過高達數百種取向的心理治療（例如：敘事、焦點、精神分析、正念、認知行為、催眠等等）、泛心理治療（例如：身心靈、家族排列、同質療法、精油、花精等等）或更多種方式，再次找到愛、快樂、勇氣、果敢、意志、行動力與生命意義，甚至是童心未泯；但你就是很難叫自己睡著。

即便心理治療發展到今天，各種取向推陳出新，但是對於失眠的處理，依舊停留在「行為療法」與「根本問題的解決」。事實上，我們看到太多實例是：個案的認知改變了、經驗被統整了、生命故事改寫了、家庭動力重組了——到了晚上，繼續失眠。

「白熊效應」讓你越擔心，越容易失眠

從生理學角度，我們可以解釋：網狀上行系統內神經元膜上GABA-A的敏感度永遠被改變了；從心理學的角度，我們可以解釋：助眠工具為什麼很容易失靈的原因——人類的心靈是「單行道式的自由」，對於任何事物，人類都能指揮大腦「去思考」它，卻無法命令自己「不去思考」任何事物。這會導出有名的「白熊效應」：倘若我叫你「不要」在心中想像一隻大白熊，結果會怎樣？

結果必然是「滿腦袋統統都是大白熊」。因為人腦無法「故意不思考」特定的事物——當你故意不想要思考某件事，你的腦袋就會拚命去思考那件事（大腦自動執行你的意志，把那件事忘掉，但怎麼想也做不到）。最終結果就是適得其反。

你一定告訴過自己：「明天我有重要的事情，今晚一定不能失眠。」

只要這樣想，當晚你就會失眠了：閉上眼睛，努力叫自己放鬆，努力告訴自己什麼也不要想——然後什麼有的沒的全給你回憶起來了，連幾月幾日某某某在什麼場合向你借了十元銅板，這種瑣碎的畫面也有可能會冒出來。

於是，就在時鐘滴答滴答的秒針移動聲中，能睡的時間越來越少，你越來越焦慮，隔個幾分鐘就拿起鬧鐘來看一下，睡意卻越來越淡，天色也越來越亮，等到時間已經差不多該起床了，你終於決定放棄，此時，

濃濃的睡意才開始淹沒你的腦海——

這樣的「悲劇」，相信是所有失眠者都共同擁有的記憶。其中，最核心的一句魔咒：「我今晚一定不能失眠。」保證可以讓你輾轉反側睡不著；而眼見大勢已去，決心放棄，不再掙扎，龐大壓力頓失，一句：「算了，不要睡了。」很快就可以讓你掉進沉沉的夢鄉，讓你非得努力保持清醒，否則就會耽誤到第二天的大事。

更有趣的是：當你想欺騙自己，在剛要入睡的時候，就刻意告訴自己：「算了，今天失眠好了。」睡意會像機靈的魚兒，小心翼翼的觀察著你的舉動，似乎有意上鉤，偏偏在最後一刻，轉身揚長而去。你的釣竿充其量只會動了動，讓你暗自竊喜，然而，你急促的呼吸聲與怦怦的心跳總會洩漏你的企圖，讓一切回到了原點。

就是你的大腦中這個無可改變的機制，才會讓人們發展出所謂的「失眠性思維」：不斷的注意自己是否即將睡著，或是開始有睡意；也不斷的注意周遭的環境，看看自己還剩多少時間可睡；結果卻造成自己越來越清醒，越來越沒睡意，也越來越緊張，變成一個惡性循環，最後就是徹徹底底的睡不著。

然而，這個機制的破壞力還不止於此，它還會讓絕大多數針對失眠而設計的課程、訓練與儀器，即便有功效，也大打折扣。舉個例好了：想一想，你不管採取哪一種「睡眠輔助工具」，你總得花心思在該工具上面吧？例如：你如果打算做完SPA後，回家在臥房裡燃起精油燈，放個宣稱有助眠效果的輕音樂，協助自己入眠。那麼，「SPA服務」、「精油」、「輕音樂」就會成為助眠的主要工具（輔助流程姑且不計），也自然會產生一堆「原生問題」，諸如：「到哪做SPA呢？」「用什麼精油好呢？」「放什麼輕音樂呢？」

就當你盤算上述問題的同時，潛意識也會偷偷把你內心的欲望與需求投射過去，把問題給複雜化，例如：「這張宣稱有助眠效果的CD會不會只是一般的輕音樂？我會不會被騙？」「這精油大家都說很靈驗，我一定不能失敗！」「我的計畫不能被打斷，我一定要關掉手機，拔掉電話線，就算老闆家人朋友找不到我也要堅持下去！」——這些「衍生問題」背後已經多藏了一份期待、抗拒、恐懼、懷疑、堅持等等情緒，抑或控制感、安全感之類的需求；而且，你還無法禁止自己這麼想（別忘了白熊理論）。最後，連「睡眠輔助工具」本身都會讓你患得患失、戒慎恐懼又忐忑不安，反而難以入眠。原初效果（倘若有的話）消耗殆盡。

治療失眠，就是在面對自己

換言之，倘若你為了治療失眠而採取任何行動，在這個行動中的任何事物，只要是能被你所關注的，都會成為潛意識投射內心情緒、欲望與需求的對象；你所面對的，絕大多數是在處理自己內在的問題。例如：服用安眠藥者，表面上是擔心安眠藥的成癮性問題，實際上是在呈現

「對於自己的睡眠也沒有掌控權」的恐懼；服用中藥調理者，表面上是偏好中醫對身體的無傷害性，實際上是滿足失眠患者的「接受診治」的生病者義務（換句話，中藥縱使見效慢，但終究是給自己買了個希望，也就對自己與親朋好友有個交代了）。同樣的道理適用於所有的睡眠工具。

治療失眠，就是在面對自己——每當夜闌人靜，你躺在床上，試著讓自己睡著時，都是一場即興的內心戲：你能不能放過你自己？你願不願放過你自己？若能，那就是春和景明、波瀾不驚，你自然會安心沉睡在那岸芷汀蘭間；若否，那可就是陰風怒號、山岳潛形了，此時，不管你用什麼方法，一閉上眼，滿腦袋都是成空不了的往事，渡化無盡的不甘。

拿根棍子，把自己敲暈

面對一個天天都在跟自己與命運過不去的人，要如何快速解決每天都會遇到的失眠之苦？不要忘了，他們通常也養成了前述「失眠性思維」的不良睡眠習慣，讓問題更加牢不可破。

「拿根棍子把他敲暈。」曾有人開玩笑說。

當然，不能拿棍子敲人，然而，原理卻說對了：既然作怪的就是這腦袋，把它敲暈，問題不就解決了嗎？只是，我們不用棍子，用的是安眠藥——把所有的助眠工具一字排開，安眠藥是最具「明確性」與「外部性」的。所謂「明確性」，簡單講：安眠藥的作用、副作用等藥理機轉，幾乎完全清清楚楚，莫說與一些營養食品、助眠音樂相比，就算與精神科其他藥物，例如：抗憂鬱劑等相比，安眠藥也不只是光靠「知其然、不知其所以然」的假說與統計數據，安眠藥可是有神經生理學基礎的；至於「外部性」，指的就是藥效的作用並不需要透過你的參與，你不需要特地「做什麼」或「不做什麼」，也就不容易觸發上述的「即興內心戲」與「失眠性思維」——當然，這又會產生另一種問題，之後會專章討論。

停止不理性的「根本性治療」與「徹底痊癒之夢」， 建立起專屬於你自己的「治療計畫」：不要跟安眠藥談戀愛，也不要跟安眠藥撕破臉，才會贏得最大的利益。反之，當你越是強烈抗拒使用安眠藥，安眠藥只會因為你的強烈抗拒而在你心中的印象深深被強化，不管你實際上服不服用安眠藥，那莫名的恐懼反而會變成一種無形的心理性依賴。

閱讀到此，應該不難明白：不管是「仰賴」與「抗拒」，都是有效增強一件事物影響力的行為：醫師一聽到失眠，鍵盤開始猛打，轉眼就開出一大包安眠藥，固然是一種增強安眠藥濫用的行為；反過來，不分青紅皀白，一聽到安眠藥，打開話匣子，就開始危言聳聽，各種成癮、濫用、副作用，甚至致死的傳說全都出籠，何嘗不是太過抬舉安眠藥？

事實上，安眠藥才沒那麼神奇，一切只是「信任感的缺乏」在作祟。

「信任感的缺乏」很容易產生在一個不知「無條件的愛」為何物的家庭長大的小孩身上。「無條件的愛」並不是「無限制的愛」；相反的，它往往是高度界線清楚、規則清楚、內容有限的愛：給予者，給得自然，給得輕鬆，對於被給予者，也沒有任何期待，更沒有所謂的「隱性的期待」。

所謂「隱性的期待」，最常聽到的就是這句話：「我們什麼都不要，只要你過得好」——但是這個「過得好」是誰來定義呢？如果是接受者，那就是「無條件的愛」；如果是給予者，那就等同「空白立法」，給予者隨時都可以假借「你過得不好，我來幫你」之名來對被給予者進行干預，那是「有條件」的。

一個在處處充滿「有條件的愛」的世界的小孩，比活在沒人疼惜的世界的小孩還可憐，因為到處都有「愛的魚鉤」。如果不接受，那叫做不知道惜福；如果吞下餌，那麼在未來，就不知道會有多少人假愛之名行控制之實。

偏偏，能在「無條件的愛」之中長大的小孩，少之又少，這個社會，基本上就是由各種「有條件的愛」所組成的。因此，所謂的成長，往往跟「不能隨便信任」劃上等號：每吃一次虧，學一次乖。因此，隨著年齡的增長，那天真無邪的笑容，越來越難見到了，我們越來越清楚，所謂的自由當中，充滿了潛規則，不要輕易相信自己的眼睛，否則悲劇就在眼前。

別怕安眠藥

當我們終於學會如何活在「魚鉤的世界」，到了深夜，需要睡眠時，我們再次面對自己，但是——魚鉤在哪裡？

最荒謬的事情發生了：我們不再信任自己，開始尋找被自己接納的潛規則。問題是，睡眠沒有潛規則，你只要信任自己，然後放鬆，就會睡著。但你在多活了幾十年之後，終於讓自己忘記了這個能力。

「把藥吞下去，你就會睡著。」這個「補救辦法」人人都知道，卻不願意接受：人們不接受那不再美好的自己，也不接受所有不能「治本」的療法。人們想：「一定有某種潛規則，我只要找得到，我就可以再次回到當年一沾枕就睡著的自己。」

老天！在這一大堆方法當中，安眠藥可是最真誠、最簡單、最接近當年的自己了。人們卻不相信。人們認為：哪有這種好事？此中必有詐！

人們丟下了簡單、有效、卻把副作用寫在臉上的安眠藥，也丟下了簡單、真摯、卻不完美的自己，放棄了伊甸園，繼續辛辛苦苦地去尋找天堂的夢。

熟年後的安眠藥議題

要了解熟年世代的安眠藥議題，就得先了解：失眠與年齡的關係，如此，我們才能分辨：年輕時代的安眠藥議題，到了熟年或熟年以後，會有什麼樣的轉變。

年齡與失眠的生理上關係

年齡跟失眠的關係，被探討最多的，就是松果體分泌的褪黑激素跟睡眠週期的調節有關，而褪黑激素的分泌在嬰幼兒時期達到最高峰之後，就隨著年紀而逐年衰減，這點讓「褪黑激素分泌不足」跟「熟年後失眠問題」的關係顯得相當可疑。然而，直到今天，褪黑激素對睡眠的調節機制細節依舊無法建立，而嘗試透過對褪黑激素接受器作用來改善失眠問題的藥物，還是不夠令人滿意。當然，會在這裡提出此事，另外有個用意：想要凸顯人們多麼希望把「失眠」簡化為生理上的某個環節異常，就像缺乏維生素A會導致夜盲症一樣，缺什麼補什麼，那就好了。這樣的心態，在失眠的處理上，最好要避免。

年齡與失眠的生理、心理上關係

另外一個橫貫生命史的失眠影響因子，就是情緒要素，包含了兩大區塊：焦慮與憂鬱。原則上，這兩大要素的失眠型態是不一樣的——

- **焦慮型失眠：**主要為入睡困難（early insomnia）。通常，患者會抱怨無法順利入睡，即便身心俱疲，但是腦中依然思緒紛亂，無法平靜，煩躁不安，感覺上，好像有什麼事沒做、或有什麼事要發生，但理智上又明白：這些想法或擔憂只是自己多慮而已。這類失眠，是人們普遍所熟知的失眠，容易出現在年紀較輕、為工作事業打拚的世代裡。
- **憂鬱型失眠：**主要為過早醒來（early awakening）或末段失眠（late insomnia）。普遍是以提早兩個小時或以上醒來，然後再也睡不著，就會認定為「過早醒來」，通常患者在醒來後，會伴隨有惡劣的心情，感覺到「怎麼這麼快，一天又來了？」覺得大家都在睡，只有自己醒著，益發孤獨與寂寞。另外一種狀況是：中段失眠（middle insomnia），無法維持睡眠，會睡睡醒醒，影響到睡眠品質。這兩類失眠，都比較少見，主要發生於重度憂鬱症患者身上。然而，重度憂鬱症的發生率在超過四十歲以上達到高峰，隨著年齡增加，越不容易被發現：旁人往往以為，那是老化的自然反應，其實未必。也因此，憂鬱型失眠雖然是偵測憂鬱症的一個好方法，但是並不太被人重視。

不管在哪一個年紀，焦慮型失眠與憂鬱型失眠都可以各自單獨存在，也可以同時以不同比例存在。治療時，安眠藥對兩者都有效，但是焦慮型失眠要使用「快速作用」的短效安眠藥，目的是快速擊破睡眠屏障，讓人進入睡眠，而後安眠藥就開始被分解、排泄，睡眠則交還給人體自然機制；而中段失眠跟過早醒來就改用「延遲作用」的中長效安眠藥，以照顧中後段的睡眠。但是，憂鬱型失眠不一定要使用安眠藥，若改用無成癮性的抗憂鬱劑，等到憂鬱症改善，失眠自然會消失。

絕大多數人並不知道失眠還有這兩種的區別，因此，隨著年齡增長，失眠的人還容易責怪自己：「以前我年輕的時候，工作壓力好大，但是一回到家，累得像條狗，躺上床就睡，根本不知道什麼叫失眠；天曉得到了現在快退休，也幹到這位置了，反而才開始失眠，好像在趕流行，真是丟臉。」

不要太訝異，在熟年以後的人，真的不少人會用「丟臉」來形容自己也會失眠這檔子事；相反的，在年輕族群，很少人會認為自己失眠是丟臉的、可恥的。一個可能的原因是：人們對於「焦慮型失眠」的了解遠多過「憂鬱型失眠」。所以，宣稱自己太忙、生活太緊張而失眠，是一件很自然的事；但是一越過四十歲大關（恰好是重度憂鬱症盛行率快速上升的年紀），再表露自己失眠，若非承認自己是人生失敗組，在此時還需要打拚，就是宣稱自己事業有成，閒到發慌，閒到沒事幹，只好繼續失眠，有種放閃的味道。

年齡與失眠的社會心理上關係

一般而言，隨著年齡增長，人類與社會長期建立的互動關係會開始瓦解——人們習慣多年以職稱、專業、學歷來定位自己與辨識別人的方法會開始解組，不管自己發展得如何：人生成功組也罷！人生失敗組也罷！一旦到了下班時刻，面對自己的孩子、居家生活、老去的父母、久未往來的親友，那個本真自我就會跑出來。

本真自我是不可能對自己的孩子、妻子、父母滔滔不絕談公事的，如果是，那你就會成為別人眼中最無趣的人。大家比較在意的是一些軟性的議題：諸如現在高麗菜一顆超便宜的；下雨那麼多天，人都快發霉了；孩子寫國字筆順都不對，字很難看，又粗心，數學題目明明都會，作答時卻寫錯——諸如此類的議題，跟你能一週召開幾場記者會、在越南新廠即將商轉、公司最近接獲大單之類的議題，全然沒關係。

熟年之後的人們，必須開始學習用「自然人」的身分跟這個社會打交道——沒有客戶、沒有業績、不須偽裝、無須壓抑、沒有掌聲、沒有批評、沒有好壞、沒有對錯、沒有輸贏、沒有成敗、沒有任務。不管你以前有多偉大，如今你只是一個不起眼的人，沒有責任，但也不會被要求，不能期待別人，更不要指望別人對你有所期待。

如果你沒辦法順利轉換心境，那你就會感到空虛、寂寞、無價值、無力感，更不知道自己該怎麼跟這世界與自己相處。臨床觀察到的：四十歲是重度憂鬱症升高到巔峰的年齡，正巧與此隱隱然有關。

此刻會出現的失眠，也逐漸會出現憂鬱型的失眠，是以「我不知道醒過來要幹什麼」為主題的。

但在另一方面，這個年紀又是中年危機的開始，人們感覺到自己轉職已經越來越困難，與年輕人的競爭也越來越不利，熟年世代同時會感受到一種焦慮，怕被趕上、變成沒有用的廢人的焦慮。因此，焦慮型的失眠也會同時存在。

大抵而言，這是一個焦慮與憂鬱同時肆虐的年代。

當年齡繼續增長，退休時節越來越接近，這問題就會越來越倒向憂鬱型失眠，特別是退休，那可說是人生中最慘烈的一次考驗——

「我從來沒想到，我這一輩子第一次失眠，竟然是在我退休後的那一天開始！」很多剛退休的個案都會這麼告訴我。「以前，我還在工作的時候，每一天都在想像著退休之後的生活。我告訴自己：我絕對不會像一些人那樣，退休後還守在號子裡，每天看著股票漲漲跌跌，把自己搞得神經兮兮。相反的，我要把自己的生活安排得很好——誰曉得：一退休，完全不是我想像的那回事。整天無聊得要命，不知道該找誰說話，最慘的是：晚上完全睡不著！」

通常，如果追問下去，他們都會抱怨一大堆失眠引起的問題：失眠讓他沒有精神去找朋友、失眠讓他沒辦法如退休的計畫般去環遊世界、失眠害他沒辦法集中精神去社區大學上一些有趣的課、失眠讓他即便到了野外也不能放鬆的欣賞四周美景、失眠讓他失去了原有的生存目標、鬥志，與幹勁——總之，一切都是失眠害的。

其實，很容易就看得出來，問題根本不在失眠，而是這些人不敢去實現他們先前的退休規劃！失眠只是個藉口。他們已經忘記自己離開工作之後，要怎麼以「自然人」的身分跟這個社會互動，更別說是重建新的生活了……

這就是標準的退休危機，延伸自熟年危機的一個重大問題。故事總是圍繞在「大權在握的喪失」、「新生活的適應障礙」與「失去自我生活的能力」。

男性一向比女性嚴重許多——因為男性的一切幾乎圍繞在工作上，就算是友誼，往往也有著相同的工作人際背景；更甚者，就算有非關工作的友誼，也幾乎都得建立在共同目的性的事務基礎上，例如：打高爾夫球的球友、車隊的隊友等等；跟女性那種可以相識後不為什麼就能坐在那裡喝下午茶、聊人生、聊家庭、聊生活、無所不聊的朋友樣態是截然不同的。

如果要從學理上來說：人們在面對自己逐漸由艾瑞克森所謂的「功能期」轉變為「統整期」時，會沒有辦法適應新的自我角色，就好比一個學齡前的幼童初次要上小學一樣，會出現許多適應不良的狀況。「功能期」的人們是以自己能有什麼用處來界定自我價值的；相反的，在轉入「統整期」之後，人們應該順利進展到回顧自己一生所作所為，檢視自己的存在價值，並以此來界定自己的成就感。但很多人依舊無法順利從「功能期」轉換到「統整期」，且依然想在工作上有所「功能」，在表面上，就是無法充分授權，做不到權力的世代交替，多年的自我掌舵經驗，讓自己不能習慣喪失那種「大權在握」的感覺。在過去，越是需要控制感來協助自己工作進行者，在這個階段所面對到的衝擊就會越大；相反的，如果越能以成人之美、或發掘人才、功成不必在己的心態在做事的，適應的過程也就越平順。但是捫心自問：這樣的心態轉變很容易嗎？

熟年的人生價值危機與維護

長年以來，你藉由告訴自己：我是一個有用的人，我活在這個世界上，是被人需要的——人們愛我、關心我、注意我、談論我、依賴我、不能沒有我，因為我是有能力的；此刻，我已經做完今天的功課，所以我能心安理得的閉上眼，試著放鬆自己，什麼也不想，等待明天新挑戰的到來。

然而此刻，我已經不再有用處，沒有人需要我，沒有人會注意我、談論我、依賴我、向我發問，甚至根本連我的名字都沒聽過——因為我已經退休了。我睡不睡覺、明天爬不爬得起來，都沒人會在意，因為我從此以後，注定是個沒有用的人，一切，只能在回憶裡去追尋。

有宗教信仰的人也許並不難度過這個難關；沒有宗教信仰、卻有鮮明人生觀的人，也不會滯留在這生命的轉折處；懂得生活——即便在工作最忙碌的時候，也知道該怎麼分配時間，用深交的好友、團體的聚會、各種活動、義務性服務、社會認可的嗜好等等，去灌溉自己專屬的那片心田的人，也不會出現什麼問題。

很多人很早就規劃好退休後的生活，而真正退休時，卻沒辦法執行，為什麼？原因很簡單：人生的早期，幾乎都是以個人英雄主義為原則：不管是求學、尋求個人表現、謀職、晉升還是團體中的凸顯自我、尋找愛情、追求人生的另一半、結婚，甚或生子，整個歷程中，都是以「我」這個個人為權利義務主體來發動的，但是越接近生命的下半場，就越應該轉換為團體合作的模式：隱身於團體之中，藉由團體中支持的力量，去面對人生中不可避免的生老病死，讓衝擊能降到最低。

但是失眠呢？失眠可就不能打團體戰了，不管有多少朋友，還是得要靠強而有效的藥物來修補這個問題。

熟年後安眠藥使用上的議題

若以自然生理變化的角度來看：人隨著年紀增長，本來就會越睡越少，這是正常的現象，沒什麼好訝異的。偏偏，就是會有不少人，特別是年紀較大的朋友，會為此感到焦慮不已。理論上，只要起床之後，一整天作息如常，沒有特別的倦怠感，或者失眠常見的暴躁、注意力不集中、情緒不穩、思緒混亂等等，那就沒有關係。偏偏，人們就算知道睡眠減少是老化的自然現象，一樣會認為自己睡眠不足或入睡困難而尋求協助，反映出來的，就是對於老化這事實的「否認」心理防衛機轉，最有趣的，也許是在潛意識中為了說服自己與他人，人們真的會出現失眠相關的症狀。

因此，在以安眠藥治療熟年以後的失眠患者時，首先要考慮的，就是他的生活秩序與節奏——特別是已經退休的人士。如果你沒考慮到這點，你會發現：不管開再多安眠藥也沒有用，因為他根本不知道清醒時要做什麼。這時，家屬會告訴你：他整天都在睡覺，但個案還是會繼續抱怨睡不著！

其次，就是要時時刻刻記得：優先排除上述的心理要素，否則，憂鬱引起的失眠，是很難透過安眠藥而獲得有效改善的。

至於，在年紀增長之後，如果有慢性病的話，對於安眠藥的增減，該科的醫師自然會清楚怎麼調節，於此就不再多加敘述。

沒有神奇的藥物，只有高明的治療

最後，我們要討論的是安眠藥在臨床運用上一個很重要的概念：「沒有神奇的藥物，只有高明的治療。」

這句話的意思很簡單，可以分成兩個部分：第一個部分是「沒有神奇的藥物」——安眠藥的種類就是那些，不管你走到哪裡，找什麼樣的醫師，你能拿到的，就是那些安眠藥，不會有太大的不同。

主要的原因，現代藥物學是建立在實證科學的基礎上，藥物的使用力求精確而有效，加上人權意識的抬頭，藥害制度的建立，每一種藥物從研發、檢驗、送審、核可、上市後追蹤、逐年檢討等等，每一個環節都受到國家機器的嚴密控管。如果不遵守這個程序私自研發「獨門靈藥」，不管你是什麼身分，也不管你是拿出來賣或免費提供，你就等著吃官司吧！

因此，一位剛取得精神科專科證照的年輕醫師，跟一位專研精神藥物學多年的精神科教授，所能開立的「主效型安眠藥」（就是一般的安眠藥，全為管制藥品），就是那幾十種，不會更多，也不會更少——當然，不同國家核可的藥物略有不同，不同醫療院所的藥局儲備的藥物也有出入，但是藥物就是那些，沒有什麼祖傳祕方或是超高價藥品。

固然，「副效型安眠藥」（具備「嗜睡」副作用的非安眠藥，均非管制藥品，可助眠，減少安眠藥用量）在院所的使用上，變化差異比較大，但是，顧名思義，「副效型安眠藥」就是在協助「主效型安眠藥」的運用，並不足以獨挑「安眠」的大任，更不能反客為主，神祕兮兮的把「副效型安眠藥」包裝成獨門絕技，藉此斂財。關於這些藥物，以及主、從關係，後續會有比較完整的說明。

原廠藥 vs. 學名藥

不過，不同醫療院所的安眠藥，名稱可能南轅北轍，彷彿安眠藥的種類多得嚇死人似的；其實，很多時候，那只不過是同一個藥物不同廠牌的商品名而已，指的都是同一種藥物。

之所以會這樣，就得從新藥的開發講起：砸下大資本去研發新藥的跨國大藥廠，如果成功讓一個新藥通過層層關卡，最後終於上市，那麼這家藥廠所生產的，就叫做「原廠藥」。當該藥的專利期過後，每家藥廠都可以仿製該藥來販售，這些統統叫做「學名藥」。

不管「原廠藥」或「學名藥」，對於一般民眾而言，讀起來都很拗口——就像一個治療鼻塞、流鼻水的常見藥物Pseudoephdrine，醫藥人員一看就知道該唸Pseudo-Ephdrine，因為Pseudo-以拉丁文發音，唸SHU-DO，Ephdrine以英文發音。藥廠乾脆取頭尾兩個音節，SHU-ING，直接取名為Subilin，中文就叫做「舒鼻寧」，一目了然吧！

名字取得好，行銷就方便，但是如此一來，結果就是同一個藥物，每家醫療院所採用的廠牌都不同，名字也不同。因此，如果你換了一家醫療院所就診，務必把舊的藥袋拿過去，否則醫師有時候會猜不出來你用的是什麼藥。

至於原廠藥真的比學名藥好嗎？而學名藥中哪一種比較好？說真的，非常難講。理論上，所有的同學名的藥物應該統統一樣：向主管機關提出藥物許可證時，每家廠商的藥物當然也都符合規定；但問題是：後續呢？品質是否能繼續維持下去？如果政府主管機關不善盡職守，經常到廠抽查，以現在的藥物種類之繁多，醫療院所是沒有辦法自力完成檢驗的——就算有，在大量使用下，也不可能自掏腰包常態性檢查。

值得注意的是，售價較高，不一定就是品質保證，因為很多藥廠也清楚：賣得貴，人們會想當然耳的認為：「應該比較不會偷工減料吧？」反而不會懷疑它；如果要靠患者使用後的反應，那也很不客觀，因為只要是醫師，大概都知道：某大醫院的教授、某學會的理事長、可以抖出一大堆響亮外國學校博士學歷，或是常上媒體的名醫，他們不管開出什麼藥，「統統」比較有效。

因此，失眠者不應該拘泥在神奇靈藥的追求，而應該反過來，借重醫師的專業，替自己進行藥物的篩選，而將主要的精力，花費在「高明的治療」的追求上面。

然而，「高明的治療」又要如何定義？實務上，又要如何判斷呢？

高明的治療計畫，有賴良好醫病關係

很多人嘗試透過充實醫學知識的方法，想對於醫療的歷程有較多的掌握能力，而坊間與網路上也有相當多的科普文章可供閱讀。理論上，應該不會造成讀者與實際求醫行為的衝突，但醫學並不只是科學，還涉及資訊的蒐集、可信度的確認、病理基礎的推論，甚至個體的差異，這些都會導致治療上的偏誤。因此，「歧見」是一定存在的，如果不加以整合，你會發現：找的醫師越多，看過的書越多，心頭越亂，病名越多，藥物也越多，但問題就是不會消失——何故？因為每個資訊來源（第二意見或以上）彼此並不協調，面對如此複雜的人體，用過度簡化的語言來描述，跟瞎子摸象一樣，各說各話，彼此牴觸，讓人無所適從。

因此，增加自己的醫學知識，有助於掌握自身狀況與避免失誤的發生

——畢竟，不會有人比你更關心你自己。但過度蒐集資訊反而會造成無所適從，也無法發揮「監督專業者」的功能。

其實，最能善用專業的方式，是將「你的利益」與「專業者的利益」綁在一起：讓專業者在追求自身利益的同時，也就是在實現你的利益最大化。方法很簡單，就是「同理心」的運用：人同此心，心同此理，正因為專業者也是「人」，你無須跨越專業所形成的高牆，你只需要了解「人」會怎麼想、怎麼做，你就能夠協助專業者發揮他的能力極限。

回到失眠的安眠藥治療上：醫師對於安眠藥的「專業知識」，他據以開藥的「思考脈絡」，加上一個非常關鍵——卻很難被探知的——他「耗費的心神」，透過他「臨床的經驗」而開展來的通盤思考，最後決定出來的「治療計畫」，這才是治療優劣高下的差異之所在。

在你明白「同理專業者」的重要性之後，那麼你就應該很清楚：要取得「高明的治療」並不只是找到一位好醫師而已，還要設法讓他願意耗費夠多的心神在你身上，你得到的治療才會是「高明的」。至於，為什麼這位醫師願意為你耗費夠多的心神呢？除了緣分與命運，就不能做些什麼了嗎？

舉個例：很多人抱怨醫師總是什麼也不說，聽沒兩句，藥就開好了。殊不知，這是一種互動出來的結果。

東方的病患太習慣「接受指令」跟「忍受不知原因」，這類民眾在臨床上形成「沉默的大多數」；解釋過多的醫師，反而沒有權威感，還會被認為廢話太多、沒有重點，甚至會被認為心虛、能力不足。下面就是常見精神科門診病患的抱怨：

「奇怪！這個醫師到底會看還是不會看？問那麼多幹什麼！我去別家，醫師問沒幾句，就知道開什麼藥了；這個醫師問這麼久，連我小時候那麼久的事情也要問，看了幾十分鐘，還看不懂什麼病！看到最後，竟然只開一種藥，一天還只吃一顆，有夠沒路用！」

東方的醫師也同樣不習慣回答問題，但不代表醫師們對每一位病患都惜「話」如金——如果，你不滿意這樣的模式，我會建議先揣摩一下你的醫師：你們互動是否還有改變的空間？如果有，不妨客氣的問一些心中的問題，例如：「你的治療計畫是？」看看醫師的回應是如何。但務必是你已經看慣的醫師，不然，只看過一兩次的醫師，根本整理不出什麼治療計畫。可是，當你這麼一問，也就等於暗示：「我不是一直開藥下去就可以打發的，我想知道你心中的打算。」

「治療計畫」是安眠藥使用上，最重要的一個環節。就算答覆是：「暫時無法停藥，也沒有辦法做任何變動。」只要理由是充足的，那也是治療計畫；但如果只是把前一次的藥量視情況增減，卻完全說不出個未來的打算——那你就像上了一輛沒人駕駛的火車，不但危險，還不知道終點在何處。

透過這類問題，讓醫師看見你的不同——除非你的醫師的面子已經脆弱到連這麼微弱的「提醒」也經不起，而以威嚴或憤怒來回應；否則，你就等同在引導你的醫師，耗費較多的心神在你身上；倘若他是可以對談如流的，你就可以進一步對內容進行討論。當然，如果連這麼基本的交流都做不到，那麼，你可能得考慮一下這個醫病關係是否有維持下去的必要了。

曾經有位很認真的好醫師是這麼描述「二八理論」的：「唉，時間永遠不夠用！每次都想好好看完每一位病人，結果卻總是拿百分之八十的時間，花費在那百分之二十的病患身上；而百分之二十的時間，花費在那百分之八十的患者身上。」

我想，從這句話，你應該知道：「高明的治療」應該怎麼「栽培」了吧？

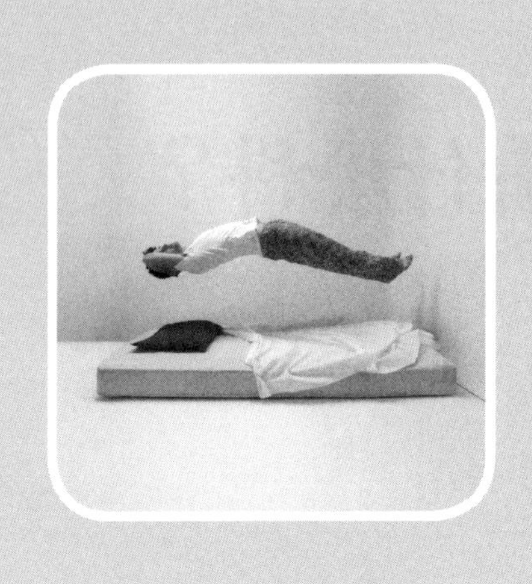

輯二・安眠藥小百科

就醫篇❶

失眠要看什麼科？

如果你決定去看醫師，解決失眠問題，那麼，你有好幾種選擇，每一種選擇都有其優點，但是也會有相對應的缺點：

第一種：到醫院的精神科門診

在醫學的分工上，「失眠」這問題是屬於「精神醫學」的領域。因此，有規模的醫院都會有一個「精神部」，下設許多科，其中，你可以求助的對象有「成人精神科」、「老人精神科」與「兒童青少年精神科」這三者。

如果受失眠之苦的患者已經年滿六十五歲，那就歸屬於「老人精神科」；如果尚未成年，那就歸屬於「兒童青少年精神科」——習慣上，我們多半稱之為「兒童心智科」。你或許會問：幾歲以下才算未成年？老實說，沒有統一的定義，主要原因是：兒童青少年的發展個人差異很大，就連「兒童青少年精神醫學會」自己都在網路的公開訊息中承認，要以絕對年齡來劃分是很困難的。無論如何，多數醫院都會將界線劃分在十八到二十歲之間，例如：私立財團法人長庚醫院在網路上的介紹，就將這分界線設定在十九歲。

儘管如此，你在許多醫院的門診表上找不到這三科，那是很常見的事。因為「成人精神醫學」、「老人精神醫學」跟「兒童青少年精神醫學」雖然是三個範疇，後兩者更是精神醫學的次專科（取得專科醫師資格後繼續再進修），一位精神科醫師可以經過學習與訓練，取得次專科資格，成為同時具備多個領域的「通才」。因此，一位專門看兒童青少年的精神科醫師，通常也能為成人提供服務，專門看老人的精神科醫師亦然，醫院基於經營政策使然，可能只成立一般精神科，而不成立另外分科，或是有另外的分科方法。

這對於只有失眠的你而言，影響並不大，因為單純因失眠而就醫的患者，通常只會看門診，不會嚴重到需要住院，而門診部通常會將精神科合併在一種診別，至多將兒童青少年獨立分開為另一種診別，你要掛錯也很不容易。

有些時候，你會發現：找不到「精神科」，卻跑出一種名為「身心科」的科別，那是一樣的意思，之所以會這麼做，是因為有些人忌諱「精神科」這名詞不好聽，所以換個名稱，讓掛診的民眾不會有種被當成精神病患的感覺，但內容都是一樣的。

直接到醫院精神科門診就醫的優點是：有健保，收費中等（醫院規模等級越高，收費越貴）；用藥空間大，醫師能按照學理開藥，不至於受到健保局的無理核刪；藥品部分，由於醫院本身控制成本能力就高，所以藥品品質可能稍高。

缺點是：近年來，醫院精神科醫師常常由最資深醫師與最資淺主治醫師組成；而年齡居中、臨床經驗充足、學術知識也豐富的醫師紛紛離開（能學的都學了，升遷空間有限，與其繼續被醫院「剝削」，不如適時離開，創造自己的事業），造成門診量兩極化——權威醫師一號難求，一診動輒上百人，看診有如看面相，患者往往話都還沒說完，藥就已經開出來了；而資淺醫師雖然有時間傾聽，但經驗仍嫌不足。偶一例外：學養經驗都豐富且還留在醫院的好醫師，馬上就變成超級巨星，人滿為患，又抵消掉了原有的醫療品質。設計不良的健保制度，讓大病小病都往大醫院跑，醫療品質難以維持。

第二種：到健保精神科診所就診

精神科診所的快速興起，是近十年來令人矚目的現象，主要原因就是上述的醫院熟年精神科醫師大出走所造成的。從年輕主治醫師到相當資深的主任醫師都加入了這行列，結果就是精神科診所四處林立，你只需要稍微注意周遭的招牌，或是透過網路查詢就能輕易找到。基於避免汙名化的顧慮，精神科診所也常常以「心靈診所」、「身心科診所」、「心理診所」、「身心靈診所」為名——雖然，它們在衛生機關還是會標記為「精神科診所」。你可以從候診區所懸掛的「精神科專科醫師證書」就能判斷。

跟很多人的刻板印象「大醫院的醫師比較專業」這一說法，恰恰好是徹徹底底相反的！

精神科醫師的養成過程是這樣的：當醫學系學生花了八年取得醫師資格後（六年醫學訓練、一年實習、一年PGY〔畢業後醫學教育〕），自行到各教學醫院提出申請，倘若被錄取，接下來就是四年住院醫師，始得應考精神專科醫師，如果通過，之後的生涯，就看個人的規劃了。如果留在醫院，接下來就是數年夥伴醫師、數年的資淺主治醫師，再來才是主治醫師與資深主治醫師。

任何一位精神科醫師都是要接受上述訓練過程的，因此基本臨床訓練與獨當一面的能力都會有。但是，為什麼要把這過程嘮嘮叨叨一遍呢？因為你想選擇好醫師，而魔鬼就藏在上述細節裡。

誰能爬到白色巨塔的頂端？答案是：最早開始爬的人；而不是最優秀的人。正因為頂端的位子有限，一個蘿蔔一個坑，人的壽命越來越長，位子就會越來越少。特別是健保推行與醫療糾紛日盛之後，非關醫療、只與應付評鑑和萬一訴訟時自保相關的文書工作日多，排在這個隊伍中的醫師就會開始思考：繁瑣工作由下向上堆，福利的刪減卻由上向下砍，我繼續待在這裡，還有未來嗎？

特別是：精神科不像其他科高度仰賴核磁共振、電腦斷層等昂貴醫療設備，卻需要耐心與同理心，耗時又耗力，當現實只允許自己卯起來拚命開藥時，高理念性的醫者就會脫隊而自立門戶。而這些人的自信從何來？當然是有真本事又受到廣大患者的肯定。

例如：一些醫師離開醫院表面上是因為內部鬥爭，事實上，不公義的事件到處都有，自忖沒本事的，會隱忍下來；會走的，好歹有一定的膽識。

因此，診所醫師的素質不會低於醫院，但是，診所有自己很奇特的困境——不被同為醫界的健保局所信任；制度設計中，處處提防基層醫師與病患勾結「詐領」健保費。

這情形光從一個現象就能明白：不少大醫院門診病患在穩定之後，想轉至附近診所看診拿藥，診所也配合地開立相同處方。奇怪的是：同一個人、同一處方，從大醫院開出，健保照單全收、給付；改由診所開出，健保百般挑剔、不給付。當然，這些「順民們」想聽從政府宣導「小病不要跑大醫院，以免造成醫療資源浪費」的心願也只好破滅了。

健保局的心態嚴重干涉了診所醫師的專業思考：醫師在診斷與給藥時，想的是「依照我們這一區的健保局偏好，我開哪個診斷，給什麼樣的藥，比較沒有被核刪的風險？」（註：一旦被核刪，已經開出去的藥就得由醫師買單，健保不給付，甚至還會放大數倍到百倍來處罰「浪費」。）

以失眠問題的特性而言，你需要的是充分的溝通，找出問題所在，如須使用安眠藥，也盡量用最低劑量，到了失眠得到控制時，盡早與醫師討論，啟動減藥療程。

而診所精神科能提供的最大優點就是：門診量沒那麼大，能與醫師交談的時間相對長了許多，可以好好規劃用藥計畫，包括：何種狀況要增量？何時可降量？何時可停藥？停藥後要注意什麼？如果有問題，可以詢問醫師。其次，就是通常有健保，收費最低（診所自付額比醫院低）；離家近，方便，不用等候太久。

缺點：用藥空間小，醫師受到健保的控制給藥，用量低時還相安無事，用藥劑量一高，諸多麻煩馬上上門；此外，為節省成本，診所藥品會以健保許可的藥物種類中，成本較低的為考量。最後，缺乏其他科的支援，如果有需要，得自行到其他科就診。

第三種：到自費精神科診所就診

如果你想要有更長與更完整的時間來敘述與處理失眠，你也會找到一些自費門診，通常是以預約制、鐘點計費與會談方式進行的。

這類診所為數不多，服務對象也是以一定社經地位或中產階級以上的客戶為對象。通常，由於客戶不少來自於影視圈、政商界人士，或是其他身分特殊者，因此作風都頗為低調，多半也以「心靈診所」或「心理治療診所」為名。但可不要跟「心理諮商所」與「心理治療所」搞混了——後兩者是心理師執業機構，不能提供任何藥物。

你可以透過網路搜尋，或是詢問相關的精神科從業人員、學校輔導老師、駐校心理師等等。

沒有門診，沒有候診區，沒有叫號燈，這些都是這類診所的特徵。倘若你因為失眠而求助於這類服務，那麼你得事先預約，然後依照約定的時間抵達現場，不會有其他人在場等候，你會直接被工作人員引導到會談室，隨後，醫師就會開門進來，坐在你旁邊或對面的沙發，跟你寒暄。如果你在國外尋求過心理醫師的協助，或是在電影、電視中見過這樣的情節，那你應該對這樣的模式並不陌生。

自費精神科診所的最大優點在於：高度保密、客製化、有絕對充分的時間與醫師溝通，而醫師也非常樂意傾聽你的問題。在找尋失眠的原因上，有最從容的時間來發現與設計改變的專屬性課程；在治療上，如果是短期的失眠，通常以療癒為目的；長期的失眠，以控制住失眠、不讓安眠藥劑量增加為初步目標；你可以選擇：心理治療合併治療，或策略性藥物治療。至於藥物，則依照學理用藥，針對你的狀況考量。處方時間也不受健保限制，可以按照你的需要來設計。

缺點：當然是價格。因為是自費，預約制，以鐘點計費，所以你等於是買下該醫師一整個小時的時間，只看你一個。診所通常還是會有健保項目，但只是作為基本評估之用，並非主要業務。

第四種：到神經科、家醫科或內科就診

雖然說，「失眠」是精神醫學的研究領域，但是這領域一樣是對其他科別的醫師開放的。簡單講，相關的科別，例如——精神科的兄弟科：神經科（專看具體可見神經病變的醫學）、母科：內科（精神科是由專門研究精神問題的內科醫師發展出來的）、家醫科（什麼科的知識都需要學一些）等科的醫師，只要經過失眠議題的訓練，一樣是能夠使用安眠藥來治療失眠的。

問題是，身為一般民眾的你，無法分辨這些科別的醫師是否具備處理失眠的能力？我的建議是：不妨從醫師對於失眠的態度，來判斷他對於失眠問題的了解有多少。失眠是一個非常巨大的問題，不只工商業社會中，失眠人口眾多；隨著人口老化，失眠人數還會繼續上升；失眠本身牽涉到的大腦神經電化學知識非常龐雜，嚴格說，還要考慮到肝臟代謝酶、大腦血管細胞障壁與血漿蛋白親和力的問題（這些議題由於太艱深，我們在本書中並不討論）。失眠絕非只是「安眠藥吃一吃、沒效再

多一顆」的簡單問題。

通常，對失眠或安眠藥鑽研越多，就越會了解到這領域的知識深似海；相反的，倘若只是用「就是開一顆安眠藥試試看，反正都差不多，沒辦法睡再看看要不要多加一顆？」這種心態的話，那顯然所知就很有限，若是遇到有問題時，也缺乏轉介專業的慎重態度。如果你的醫師開立安眠藥的心態是這樣的，那你可能就得多考慮：若是住院，可請院方照會精神科；若是門診，就還是回到精神科就診比較妥當。

就醫篇❷

為了失眠去看醫師，醫師會怎麼做？

在前一章中，第一種（醫院精神科門診）與第二種（診所精神科門診）加起來，可能占了目前精神醫療門診服務壓倒性的絕對大多數。而第三種（私人精神醫療服務）則僅占極少部分，有特定服務對象，為了客戶隱私需求，通常相當低調且高度保密，各家做法都不同，難以得知也無法統一說明，因此，我們就不加以討論。在本章與後續的章節裡，也都以前兩者「醫療院所的精神科門診」為例，加以說明。

精神科初診

如果你是初診，不管是醫院或診所，通常都會要你親自到現場掛號；等到複診，才能由醫師代掛、網路或電話方式掛號。

而你掛到的號，統統稱為「門診預約」，不用擔心你會排在事先已經掛好號的人後面，醫療院所都會有分流的制度，例如：預先掛號為奇數號、現場掛號為偶數號等等。

你可以在候診區稍坐，等待叫號；如果你在大醫院且不願意在精神科候診區等候——例如：怕遇到熟人，好奇你怎麼會看精神科？你可以跑到相鄰的其他科候診區等候，密切注意精神科叫號狀態就好。（我以前服務的醫院，隔壁是婦產科，婦產科候診區常常站滿一堆男士，而精神科候診區坐的都是女性，這或許跟女性比較能面對現實，面子問題沒那麼沉重有關。）

如果該醫療院所提供簡訊叫號服務，你也可能先行離去，等到預約時間將近，再回來看診。

不管怎樣，你會在診察區看見有個診間：一位醫師在裡頭看診，門邊有位護理師在幫忙，門外有叫號燈，當號碼輪到你或護理師叫你時，你就可以進入診間。理論上，診間裡頭不能有其他患者在等候，否則會違反精神醫學倫理中的保密原則，不過，實際上好像都沒人在管這點——其實，你是有權利用委婉的語氣告知護理師的，而護理師通常也願意將在診療室內等候的人請到外面去。

無論如何，過了半晌，護理師就會將寫著你斗大名字的病歷送進布幔裡，醫師就會按下叫號燈，剛好就是你的號碼。

「如何？」醫師往往簡短的講兩個字，你大概就知道他要問你的病情了。你會開始講述起自己的困境，起先講不太出來，後來就越講越順，你越是急著把全身的毛病講一遍，醫師也越容易插嘴問話，這些話語偏偏都是你想都沒想過的事，等你回答了，醫師就會示意你繼續講下去。

很有效率，卻沒人性的問診技巧

精神科醫師絕對清楚：完整取得你的整體病情資料，最好的方式就是讓你說，當你說不下去時，就用開放式問句與初級同理引導你繼續說下去。但現實是：如果他這樣做，那他這一個小時，可能只能看三名病患，這個門診就只能掛十個號碼，倘若他真的這樣幹，他下個月就不用來上班了。

醫師如果要繼續在那環境待下去，他得盡快取得你的完整資訊才行，所以，他每聽到你的一個症狀，腦中就會浮現一長串診斷，而診斷的症狀會是有邏輯性的，他會按照這邏輯性去詢問：若你的答覆是肯定的，他的診斷方向可能轉向A；若是否定的，他就轉向B。從新的角度去詢問，再從你的答覆中，決定他要問的方向。

這種問法是建立在精神醫學的內部邏輯，具備有同樣專業知識的人一聽，就知道該醫師在想什麼，新的問題又是想釐清什麼。這種診斷性導向的談話非常有效率，你可能還想把症狀描繪清楚，但發現醫師已經不想聽了。其實，醫師不是不想聽，而是他已經能從你的一個症狀舉一反三，不想停留在原「景點」，他趕著要往診斷所需清單上下一個「行程」去探索了。丟下完全摸不著頭緒的你不管。

為什麼醫師要趕「行程」呢？這個情形，我們可以用一個比喻：發現疾病就像偵探在辦案，當我們知道歹徒曾經在某月某日到過東京淺草寺，那他有沒有到淺草寺的雷門？重要性通常比不上他在當天有沒有出現在京都這件事——因為雷門就離淺草寺不遠，步行可至，沿路觀光客眾多，歹徒到過也好，沒到過也好，都無從證實；但京都在關西，若要當日從東京至京都，非得搭飛機不可，那沿途多的是可能可以分辨歹徒身分的資訊，無論是搭機乘客名單、空姐，甚至喝過飲料罐上的口水裡的DNA，都將成為關鍵性「呈堂供證」，而這些證物，隨著時間快速消滅。

所以，讓你很痛苦的事件，對於問題的發現，跟關鍵性的症狀不一定有相關性，在時間壓力下，醫師為求「破案」，就會追著關鍵議題一路問，而你的感受呢？就只好被犧牲了。

這是一種很爛的會談方式，卻對問題的發現很有效率。當門診量越大，醫師就越是被迫倚重這種技巧。當你還沒搞清楚發生什麼事，醫師就已經把自己想收集到的資訊收集完了，然後，就會如你所熟知的——

最後，醫師會望著你，若有所悟，片刻，問了一些話，寫了一些字，你也會回答幾句話，又問幾個問題。最後，醫師會敲敲鍵盤，叮囑你好好吃藥，下次返診。還來不及問些什麼，護理師就叫你到外頭等了。

問診完，醫師在發什麼呆呢？

也許你曾經疑惑過：在「醫師望著你，若有所悟」這短短的過程中，醫師到底想了些什麼事呢？

我們現在就來公開醫師的腦袋在剎那間閃過的意念吧！

我們假設：你看的是合格的醫師，醫師也秉著良心看診。那麼，在那一剎那間，他腦袋中所閃過的事，會多到讓你驚訝——

醫師會先考慮：你生的是什麼病？也許，你自認為只是失眠而已，是一個很常見的症狀，但在醫師眼中，可是一點也不能馬虎，因為有太多疾病都會出現失眠這個症狀——同樣的，失眠問題也可能暗示著背後還有某些疾病尚未被發現。

物質使用疾患？腦傷？腦瘤？偏頭痛？甲狀腺機能亢進？思覺失調症會不會失眠？躁症會不會失眠？人格障礙症？憂鬱症呢？廣泛性焦慮症？恐慌症？社交畏懼症？適應障礙症？原發性失眠症……

上述的答案統統都是「會」！如果繼續列表下去，用完這整張紙都列不完——事實上，很多實習醫師最怕的就是被老師問到這個——背都背不完！

有太多疾病會透過失眠來呈現，失眠往往是這些疾病的徵兆，倘若不注意，非常容易忽略掉，因而錯失了治療良機。

但是，我們也不必自己嚇自己，失眠不過「可能是」疾病的前兆，但它也「可能不是」。一般人的失眠，往往只是暫時性的焦慮或憂鬱造成的，一旦壓力事件消失，症狀就解除了。

因此，醫師必須在短短的時間內，透過你的陳述，揪出造成你失眠的罪魁禍首。醫師會在心中列出一些可疑疾病的列表，然後設計一些問題，一個接一個問你，來縮小偵查的範圍。

倘若你說：最近體重減輕、食慾不振、心情低落，常常自覺做錯事，醫師就會聯想到憂鬱——但是，到底是躁鬱症的憂鬱呢？重鬱症的憂鬱呢？循環性情感低落症的憂鬱呢？人格障礙症的憂鬱呢？適應障礙症的憂鬱呢？還是次發於失眠的憂鬱呢……這，又是一堆等待釐清的問題了。

有了初步的診斷，然後該怎麼辦呢？

等到所有問題問完，該做的檢查也做完了，醫師就會在腦中有個初步的想法，他會針對主要問題來治療，同時也處理你的各種症狀。

前者是所謂的治本部分，後者則是治標部分，兩者都要兼顧，不能偏廢。有人以為只要治本即可，不必治標，但是，沒有必要讓患者繼續痛苦下去吧？就像憂鬱症造成的失眠，抗憂鬱劑才是治本的療法，但得三個禮拜後藥物才會生效，難道患者就得繼續失眠三個禮拜嗎？天天失眠，心情要好大概也很難吧！

因此，醫師通常會草擬一套治療計畫（他通常不會解釋，除非你問他），旋即付諸行動：倘若他以前沒看過你，他有可能只開幾天份的藥，請你過幾天後再回來就診，目的就是要看你的反應，來調整治療計畫——在此，所謂的反應，包含兩個部分：一個是驗證你失眠原因的假設（原因端），另一個則是你對於藥物的反應（治療端）。舉個例：倘若醫師在先前的門診中，根據你的陳述，認定你是由於過度焦慮，所以才導致入睡型失眠，那麼，他可能會開立抗焦慮劑與安眠藥；如果你的反應如他預期，你的體質對於該安眠藥也能適應，那麼，你的症狀應該可以改善。如果，你竟然在焦慮減低之後，透露出原本被掩蓋住的憂鬱（原因部分發生變動），你的醫師就可能會再加上抗憂鬱劑；如果你有某種特殊遺傳，染色體上的基因有變異，讓肝臟中的一種代謝酶CYP3A4功能異常，導致你的肝臟對該種安眠藥難以代謝，那麼，醫師就得考慮換藥了（治療端有體質上的問題）。

失眠的成因很複雜，從遺傳、生理、心理到家庭與社會問題都有。偏偏，不管是個性問題、生活壓力事件，還是家庭問題等等，都不是一時半刻可以處理好，醫師可能會建議你接受相關的治療，諸如：心理治療、家族治療等；也可能建議你念一些書，諸如：認知行為療法、放鬆技巧等書；要是病情很嚴重的話，醫師可能建議你住院；當然，醫師也很有可能暫時什麼都不做，先解決你的失眠問題再說。

不過，最有可能的是，醫師並不處理你的失眠成因問題，而只針對失眠本身，在門診就直接進行藥物治療。當然，也是會有少數醫師願意多聽聽你的生命故事，從你的失眠成因從頭開始探討起，但是因為健保原則上不太給付這部分的治療費：雖然給付項目洋洋灑灑一大堆，倘若傻乎乎的如實申報，保證被刪得慘不忍睹。因此，願不願意跟你一同來探討失眠的成因，並且尋找根本解決之道，就看醫師願不願意以「義診」的心態來看你的問題。否則，治療主軸通常只會圍繞在安眠藥上面。往好處想，這也是要立刻解決你的失眠問題。你因為失眠而來，醫師也會感到自己有義務要讓你睡得舒服些。

就這樣，一個傳統的精神科門診過程就完成了。這個門診（通常是藥物治療）通常是建立在傳統的科學方法上的：「收集少量資訊」→「建立模型」→「給予試探性藥物治療」→「收集治療的反應」→「修正模型」→「給予修正後的藥物治療」→「再次收集反應」→「再次修正模型」→（不斷重複上述程序）因此，即便每次看診的時間不多，只要醫師有治療計畫，很快就會修正到正確軌道。

你可以怎麼做？

聽起來似乎很複雜，跟尋常看診的經驗完全不一樣。但是，不管哪一種方式，醫師替你考慮到的事情，都遠遠超乎你的想像——當然，不是每一位醫師都如此。

但為什麼醫師從來沒跟你說那麼多？一來，是台灣的醫療環境使然，醫師也許覺得：未必每一件事情都能說清楚講明白的。

另一方面，你也沒問，他當然不會說。所以每一次看診時，找一位能和你討論及解釋的醫師是你應該有的考慮——畢竟，知道自己的病情，參與治療計畫，是你的權益、也是你的義務。

就醫篇❸

醫師會開什麼安眠藥給我？會開多久？

理論上，醫師應該遵循對病患最有利的原則來開藥；但實際上，誰都曉得這只是個天方夜譚，影響醫師開藥的因素很多，但也絕對不是如部分人士所想的：一定是為了醫師自己的利益著想。

通常醫師能夠決定選用什麼藥物的時間，都是非常的短暫。不管是在門診，還是病房，醫師通常得在短短幾秒鐘之內，就要做出決定。

這麼短的時間，醫師根本來不及好好思考，所以，真正主導醫師行為的，不是理性，而是直覺與反射動作。

在專業養成過程，醫師會不斷被告知：一旦他看到病患如何如何，他萬萬不可以再怎樣怎樣，以及他應該趕快怎樣又怎樣。這是一種基於專業知識而取得的「禁忌」與「教條」。治病有如打仗，如果還慢慢思考，人早就死了，因此，在第一時間，醫師根本就是根據「專業本能」在做事；過一段時間之後，醫師才會有慶幸、懊惱、羞恥、得意、憤怒等等的反應。

所以，回到主題，醫師會開什麼安眠藥給你？其實，是他的醫學訓練背景，例如：專科醫師資格、年紀、受訓醫院等等——

如果你找的是精神科醫師的話，醫師會開的安眠藥種類最多，會思考的面向也最周延。

藥物部分，雖然在後續章節會完整說明，但在這裡，我會先比較簡單且軟性的介紹一遍。你拿了藥袋，如果查得到作用中有寫「安眠」或「肌肉放鬆」兩個字的（有的會很奇怪的寫了個「抗癲癇」），那就是該藥是針對睡眠而設計的，目前有幾大類——

苯二氮平類安眠藥

絕大多數安眠藥統統屬於同一個家族：「苯二氮平（Benzodiazepine, BZD）」，這是一大類藥物的總稱，底下有三十幾種安眠藥。基本上，它們的安全性都很高，甚至比普拿疼高上數百倍（你沒看錯！），也比你認識的絕大多數藥物都安全——這點在後面章節會敘述。

這類藥物的成癮性都不高，副作用很少，只要你不要倒楣的遇到了一名只會開藥，卻從來不告訴你何時可停藥的醫師，那麼成癮性、副作用、毒性都不會是大問題。教科書上有寫：初次失眠者，如果可以，最好在六至八週後停藥；要不然，也請把藥量調到最低，甚至交給患者，由患者自已決定要不要吃；長期服用者，則需要依個案狀況，設計減藥療程，可以把藥量減到最低，甚至停藥，只是需要很長的時間。

非苯二氮平類安眠藥

其中，只有三種安眠藥的化學名是以Z開頭的（不是商品名），它們跟別的「苯二氮平」不太一樣，算是進階版的，卻有個奇怪的名稱，叫「非苯二氮平（NonBenzodiazepine, NBZD）」，因為都是以Z開頭，通稱Z-Drug。在學理上，它的療效更是精準，只有睡眠而已，不會有宿醉、第二天起來跌跌撞撞、半夜爬起來上廁所卻跌倒等問題，所以成為二十一世紀眾望所歸的新型安眠藥，也可能是不管哪一科、所有醫師最熟悉的藥物。

其他種類安眠藥僅占一成

你有九成以上機會拿到上述的安眠藥，剩下的，你還可能拿到三種八竿子跟「安眠」打不著的藥物：抗組織胺、抗憂鬱劑，或抗精神病藥。

這是通常只有精神科醫師才會使用的「不是安眠藥的安眠藥」，它們都有一個共通的特性：強烈嗜睡的副作用，精神科醫師藉由它們的副作用，來減少安眠藥的用量。

抗組織胺是感冒藥常見的成分，很多人也有吃完感冒藥就昏昏沉沉整天想睡覺。事實上，第一代的老式抗組織胺就是很好的助眠劑。

少數抗憂鬱劑也有很強的嗜睡效果，如果患者有憂鬱的現象，剛好可以同時治療憂鬱與失眠，要不然，單純治療失眠也是可以的。

少數抗精神病藥是非常強力的老式安眠藥，效果甚至比安眠藥強上數倍，但是副作用較大，對一些安眠藥的劑量已經用到很高、卻依然無法入睡的患者，或是有安眠藥成癮的可能，精神科醫師也會短暫使用抗精神病藥。但是，有些權威醫師雖然醫術高明，經驗豐富，卻也很愛用抗精神病藥（多年習慣改不過來）。顧慮到本藥的副作用不小，如果你發現你的安眠藥用量並不大，例如：只有一顆，卻依然拿到抗精神病藥的話，你可以跟醫師反映的，因為這只是習慣問題，並不是非用不可。

褪黑激素受體促效劑

除了上述藥物，還有一種相對少見的新藥：褪黑激素受體促效劑（Ramelteon），在二十一世紀初期問世。它的治療原理跟傳統安眠藥不同，它並非直接以產生睡意來達成睡眠效果，而是讓作息恢復正常、睡眠品質改善。治療目標就是：讓剛發病的人能在停藥後也不再失眠；長期服用安眠藥的人，可以逐步把安眠藥給減量下來，甚至停藥。

這類藥物最大的問題是，它的療效非常緩慢，治療期間很長（大於三個月），健保不給付，絕大多數患者都失敗在「沒耐心」——事實上，連不少醫師也頗懷疑它的療效。但有些醫師則有相當不錯的治療經驗。

該如何選藥？

這麼多的藥物，該怎麼選？這就是精神科專科醫師花那麼多年要學的東西。最基本的選法是從失眠型態學來區分的——

失眠可分為：「入睡困難」、「睡眠片段」與「過早醒來」三種。而占比例最高的是「入睡困難」——躺床很久睡不著，但是只要能睡著，就能睡到天亮。這類的病患只需要短效、只有引導入睡效果的安眠藥，通常非苯二氮平類安眠藥就夠用了。相反的，如果你不只入睡有障礙，睡眠還片段，甚至早醒，那你的醫師就會給你中長效的安眠藥。

睡眠就像一顆皮球，壓得越重，彈得越高，有人拿了短效安眠藥，吃了一堆，結果並不會睡久一點，反而是入睡兩個小時多之後就醒過來，再也睡不著；吃更多，卻反而更清醒，這都跟睡眠結構有關。

但是精神科專科醫師給藥的最大優點，理論上還不是在「給最好的藥」，而是在幫你設計「治療計畫」，包括：預計用藥多久？如何用最少的藥達到最大的目的？何種狀況可以減藥？減藥後的不適該如何因應？如果減藥失敗怎麼重整旗鼓再來？最後如何停藥？

所以，如果你找的是精神科醫師，那麼，「安眠藥應該吃多久？」這類的問題，請儘管問你的醫師，這是他應該回答、也絕對有能力回答的問題。

如果你找的是非精神科、不過還是內科系的醫師，例如：家醫科、神經科或內科，那麼，選擇藥物上面，除了上述的抗組織胺、抗憂鬱劑、抗精神病藥、褪黑激素受體促效劑以外，應該都不會是問題，只是在治療計畫的設計上面，會有些困難——非精神科的內科系醫師除非自己有興趣去學習，否則很難知道該怎麼陪伴一位失眠的患者走完那整個失眠的痛苦歷程；也不清楚患者在失眠、服藥與減藥的時候，會有什麼樣的心理感受。

如果是非內科系的醫師，或是一般科醫師，那就不能強求了解太細緻的安眠藥分類，畢竟術業有專攻，這並非是每一位醫師都應該懂的醫學知識——不過，你還是會得到安眠藥的處方，而且是最安全、也最保守的安眠藥，通常是使蒂諾斯（Stilnox）之類的Z-Drug。至於要開多久，那可能超出他所能了解的範圍。

就醫篇❹

如何判斷醫師是否正確使用安眠藥物？

長期以來，對醫病關係感興趣的專家一直在發展一些技術，讓患者有能力透過這些技術來評估醫師是否本著良知、本著專業來使用藥物。但可想而知，這是一件很艱鉅的工作。至今為止，尚無法做到。

主要原因是資訊不對等的情形太過嚴重了。一名醫師的養成過程中，他得花上無數個小時在訓練上，而且，他所學的還不只是知識，甚至是另一種「語言」——如果要精確的說，那就是一整套「符號系統」。如果不具備醫學訓練背景的人，很難理解這整套「符號系統」的運作原則，例如：糖尿病會造成血糖上升，血液滲透壓增加，腎臟功能會受損，血漿蛋白可能滲透出去，導致身體滲透壓下降，而造成下肢水腫。但腎臟同時又具備紅血球造血能力，也是血壓維持的重要一環，但糖尿病可能引起眼睛的視網膜病變，眼底的血管滲出液增加，讓病患視力減退。

所以，當一名抱怨視力越來越差的患者出現時，你可能難以想像：他站起來的頭暈（血管增壓素不足）、下肢水腫（血漿蛋白大量流失）、身形消瘦（糖尿病惡化）、貧血（腎臟分泌的紅血球增生素減少），事實上是跟他的視力減退（視網膜糖尿病性病變）相關的。

身為患者，千萬不必去硬記這些片段的知識。不是說這些知識有多複雜，也不是說醫學有多艱深，我們要考量的是：成本與代價到底成不成比例？

我可以確定：你只要每天念解剖書籍十個小時，連續念個一年，你一定會懂這些知識；你只要願意每天念藥理學十個小時，連續念個一年，你也會懂基本的藥理知識。但前提是，你必須先有足夠的知識，諸如：生理學、生物化學、生物學、組織學、病理學等等的基礎。

而安眠藥物又是屬於作用在大腦的藥物，藥性更是複雜艱深，你得熟悉神經解剖學與神經生理學之後，再來理解神經傳導物質的理論，才有辦法真正掌握這些藥物。

所以，不要設法去「掌握藥物」，這是非常重要的原則。事實上，倘若你真的有能力分析處方的優劣，那你根本也不需要去看醫師了。

所以，筆者會建議的方法是：「掌握醫師」而不是「掌握藥物」。因為醫師也是人，有人性，既然有人性，就會有缺陷，可以讓你有機會去掌握他；而藥物是學術理論與高度工業科技的結晶，你是不容易去判斷的。

實際上執行的方法就是：

1. 有問題，盡量發問

發問不但是為了充實自己知識著想。發問還有探測醫師的功用。首先，它可以測量醫師的耐心。一個沒有耐心與愛心，不能為患者設身處地去思考的醫師，是不太會有耐心來解釋藥物的，雖然你未必聽得懂醫師的解釋，但你可以看得出來醫師解釋的態度與誠意，當醫師越是希望你明白，表示他越在意你的反應，也在意自己治療的效果。

其次是測驗醫師的解釋能力：倘若醫師越能解釋自己的用藥，表示他越常反省自己的用藥原理，他在意治療的效果，也願意聽取患者的反應。所以，萬一醫師的解釋你完全聽不懂，而經過追問後，還是聽不懂，這很有可能是醫師完全按照學理在開藥，而不注意臨床上患者的反應。

第三是醫師對於會發問的患者，通常會比較謹慎使用藥物：這是人之常情，有壓力才會更努力表現。

但是，我們是否可以無止盡的發問呢？答案是不行的，因為，如此一來，你會讓醫師感覺到被威脅——

2. 不要讓醫師感覺到被威脅

這實在是一件很奇怪的事：明明求助的是民眾，卻要自己去體諒與揣摩擁有專業知識的權威醫師。然而，在醫病關係緊繃的今天，如果你想要獲得醫師更多的關注，就非得這樣做不可。

在民風純樸的過去，醫師的權威性更高，資訊不對等的情況更嚴重，但相對的，也是擁有懸壺濟世熱情的醫師最適合生存的年代；如今，事不分大小，動不動就告上法院，古道熱腸的醫師被告的被告、退休的退休，剩下來的，都是戒慎恐懼、隨時準備自我防衛的醫師。

一旦醫師開始自我保護，就像貓頭鷹縮進了樹洞，就連其他醫師也未必能看穿他的內心真意，更何況是專業知識有限的民眾？相同的情形一樣發生在司法界，原被告雙方律師都是專業人士，一樣未必能看得懂對方的安排與設計。

可想而知，如果要讓醫師為你而賣命，你就不能嚇跑醫師：隨時在心中想像一隻戴著博士帽的貓頭鷹——如果你講的話、做的事嚇壞了牠，牠一鑽回森林裡的樹洞，你就找不到牠在哪裡了。

而哪些事物會讓醫師感覺到威脅呢？老實說，個體差異太大了，沒有辦法列出一個「哪些事可做、哪些事不可做」的表格來。比較有效率的方式，是看醫師的情緒反應——在心理上，憤怒是「無助感」的表現，也是「恐懼感」的投射。登山的人都知道：會被毒蛇咬，通常是你渾然不覺的闖入了牠的地盤，牠在恐懼又無助之餘，出於自衛，不得已才出口咬人。人也一樣，「憤怒」是一個警戒訊號：如果醫師看似要生氣了，那你大概明白：自己的言行舉止已經讓他不知道該怎麼回應了，這時，你就得收斂一下自己的問題。反過來，如果你也沒問什麼，醫師就快要發火了，這透露著對方的心虛與不安，絕非權威者的傲慢。

記住：把自己當成非常知人善任的CEO，而把醫師當成你的手下大將——怎麼讓你的醫師發揮最大能力，這就是你的本事了。

3. 了解醫師的治療計畫

醫師在使用安眠藥物時，未必會有個完整的治療計畫。這時候，醫師只是想靠藥物讓你入睡，至於要使用多久，接下來該怎麼辦？什麼時候停藥，那就統統不管了。

但是，如果你長期看同一位醫師，而你又是個好奇寶寶，總是在他可以忍受的範圍底下問個夠，特別是針對「接下來的計畫是什麼」的問題——醫師就會發現：不知怎的，他就認得你了；若你又愛問「計畫性問題」，他自然而然就會開始規劃起你專屬的治療計畫，例如：第幾週到第幾週，使用什麼樣的藥物；如果睡眠品質太差，可以加上什麼藥物？如果入睡困難，那該怎麼解決？如果合併憂鬱型的早醒型失眠，那他該怎麼因應？如果一切都沒問題，而你又希望減藥，他該採取何種方式減藥？

畢竟對於醫師而言，治癒一名病患，他就少一名病患，所以，如果你不主動要求減藥，他就會繼續開同樣處方下去；然而，對於一位讓他得大費唇舌、卻又不至於會惹他生氣的病患，基於時間成本考量，他就不見得會想長期繼續看下去。這時，他就會開始建立起你的治療計畫。

好好弄清楚醫師的治療計畫，確保自己的用藥安全，至少你會知道：什麼時候會加藥，什麼狀況下會減藥，什麼時候又能停止使用藥物。

4. 不必背藥名，但是要把藥名抄下來

藥名通常非常難記，讀者也不必去記。甚至，醫師也根本記不完所有的藥物。所以你與其含含糊糊唸了一個藥物的名稱，讓醫師搞不清楚，還不如乾脆抄下來，寫在紙上，到時候拿給醫師看，那最是明白。由於中文譯名尚未統一，所以若你要抄的是藥袋上的藥物，你就得抄原文的藥物名稱。

5. 注意醫師什麼時候開始開藥

醫師有時候是在你全部講完之後，釐清問題後，仔細深思，然後才開處方；有些是你講什麼，他就開什麼；可想而知，前者的縝密度遠高於後者。

上述是幾點基本的判斷醫師法則。其實，你只要會判斷醫師用不用心，那麼你就能間接知道拿到的安眠藥到底好不好。這是更為直接，且實務上可行的方法。

副作用篇❶

安眠藥會傷身體嗎？

很多人都擔心安眠藥會傷身體，並因此排斥服藥。

安眠藥到底會不會傷身體，這很難說，因為什麼才叫做傷身體，實在很難定義。例如：巴比妥類安眠藥會增強肝臟代謝功能，也就是俗話說的「提升解毒功能」。但這是一把雙面刃：一方面，肝臟會加速把毒物化解掉，另一方面，肝臟也會快速把身體的營養素，如維生素等等的，給代謝掉。結果，不管好的壞的，全部沒了。你說這樣算會傷身還是不會呢？

再舉一個例子：焦慮會刺激交感神經作用，大量交感神經物質釋放入血管中，會造成心跳加快、血壓升高等問題，長期下來，就會損及心血管功能、甚至導致心肌梗塞或中風。給予苯二氮平類藥物之後，焦慮會下降，對於這些器官自然有保護作用；但是苯二氮平類藥物卻可能造成記憶力減退的問題——這樣子，它到底算會傷身還是不會呢？一樣的道理，倘若堅持不吃藥，結果卻是長時間的失眠，這樣對身體健康就會比較好嗎？

所以在醫學上，不能用二分法來看事情，更不能像江湖郎中那樣，不分青紅皂白就說「西藥都會傷身體」。只能根據現狀，就事論事，利用每個藥物的優點，避開它的缺點，將效果發揮到最大，副作用減到最低。

用這樣的方式來看事情，我們就能改用「對身體的影響」來討論安眠藥。

由於主效型安眠藥目前幾乎已經找不到第四代以前的安眠藥了，所以，下述副作用都以苯二氮平類藥物與非苯二氮平類藥物為準。

底下，我們就依照安眠藥可能出現的各種副作用，一一討論。其中，必須強調的一點就是：這些副作用，往往也就是藥物過量、甚至中毒的症狀，只是程度差別而已。

過度鎮定、第二天起床昏昏沉沉

這是一個很常見的副作用，不管哪一種安眠藥，苯二氮平類藥物也好，副效型安眠藥也好，非苯二氮平類藥物也是，都可能造成這現象。

主要的成因就是鎮定過度、藥物持續殘留。雖說有些藥物的半生期短，理論上不該會有這症狀，但是每個人的身體狀況不同，可能吸收或代謝藥物的速度不同，藥物反應的強弱也不一樣，所以即使是短效的安眠藥，也可能讓人第二天昏昏欲睡，精神難以集中。

所以，在服用安眠藥期間，不得操作機器或開車——當然，實際上很難完全避免，但至少，必須減少操作機器或開車的時間，能不做，就不做，真的沒有辦法避免時，就得小心謹慎一點。

運動協調不順

人的肌肉很多條，要做任何動作時，必須各條肌肉協調好一起動作，否則就會鬧出笑話，就如最簡單的拿筷子，倘若五根指頭各自為政，那不要說伸手挾東西了，就連筷子都拿不住。這協調工作很多都是小腦在負責，但是苯二氮平類藥物（BZD）卻會壓抑小腦，結果就是運動協調不順，穿衣、寫字、撿銅板等動作都變得很困難。還好，正常劑量下，不太會出現這樣的現象，即使出現了，只要減少劑量，或等藥效慢慢退去，也會恢復正常。

肌肉過度鬆弛

苯二氮平類藥物會壓抑脊髓的神經，讓肌肉放鬆，用通俗的話來講，就是：不只腦子睡覺，連肌肉也睡著了。一旦腦子醒了，肌肉卻貪睡，那人們就會覺得全身軟綿綿的，一點力氣也沒有，沒辦法工作。

這對於長期肌肉過度緊繃的人來講，也許不是壞事。但對於老年人，可能就會讓他在起床時不小心跌倒，萬一摔傷了頭部，問題就大了。

記憶力受影響

有些人，在服用安眠藥後沒有立刻睡著，還能繼續做事、與人交談，過了一陣子才睡著。第二天起床後，對於做過的事全都忘了。這種暫時性的失憶，比較容易發生於強效的安眠藥，不管是苯二氮平類藥物或非苯二氮平類藥物，都有可能。理論上，後者只作用在Omega-1接受器，影響會比較小，不過，研究顯示：長期服用之後，結果都差不多。不管怎樣，這只是暫時性的，不會因此影響記憶力，在停藥之後，都會慢慢的恢復。雖然也有期刊認為沒有辦法完全恢復，但是目前還沒有辦法排除：究竟是壓力造成的（壓力本身往往就是造成使用安眠藥的主因）？還是安眠藥本身引起的？

失控行為與夢遊

人生在世，總有些不如意之事深藏在心底，但安眠藥會減弱心理壓抑的力量，結果就是導致內心壓抑的憤怒與情緒盡情發洩出來。有些人在服用之後，會生氣、激動起來；有些人會無意識地四處行走，拿東西、搬東西，甚至到外面購物，嚴重的還會做出一些不合宜的行為，諸如：當眾脫衣服、罵老闆、醉後吐真言等等。事後則完全不記得這段經過。

基本上，越短效的藥物越容易有這樣的副作用，其中，使蒂諾斯（Zolpidem）是最惡名昭彰的一種，但並沒有足夠的證據顯示，它的副作用比其他的安眠藥來得嚴重。

呼吸抑制

當患者有某些呼吸系統或神經系統的疾病時，使用苯二氮平類安眠藥可能造成呼吸抑制。當苯二氮平類藥物與酒精一起使用時，此作用也會跟著增強，嚴重時，會有生命的危險。不過，只要不是喝到爛醉如泥，通常還不至於造成呼吸抑制。

過敏

少數患者的體質特殊，還會對安眠藥過敏，不管是哪一種藥物，都有可能造成過敏現象。

性功能受影響

有報告顯示：苯二氮平類藥物在極少數情況下，會造成性功能障礙。三環抗鬱劑也可能引起陽萎、性慾減退等現象。至於Trazodone，則可能延長男性勃起時間，但都是可逆的，不會造成器官損壞，或者永久性的障礙，這跟酒精的作用不一樣——長期使用酒精可能造成性功能永久性的障礙。

胃腸道不適

Zolpidem或Zopiclone（兩者都是非苯二氮平類藥物之一），都有可能造成暈眩、噁心、嘔吐與腹瀉的副作用，但發生機率不高。而三環抗鬱劑（副效型安眠藥之一）也可能造成相似的問題。

只發生於副效型安眠藥的副作用如下：

錐體外副作用與內分泌影響

部分三環抗鬱劑跟抗精神病藥會因為抗多巴胺的作用，導致錐體外副作用，會有急性肌肉失張、巴金森氏症、靜坐不能等副作用。此外，也可能會造成泌乳素上升，女人可能因此月經中止，男人可能有乳汁產生，或男女性慾下降。但這類藥物作為輔助睡眠之用時，幾乎不可能發生這類問題。

抗乙醯膽鹼作用

三環抗鬱劑跟部分抗精神病藥會因為抗乙醯膽鹼的作用，導致：口乾舌燥、尿液瀦積（尿不出來）、便祕、青光眼惡化、心律不整、視力模糊、噁心嘔吐，嚴重過量時甚至會有昏迷、意識混亂、幻覺、高燒、癲癇發作的現象。

體重增加

所有輔助性安眠藥，多少具備抗組織胺作用，可能造成體重增加。

姿勢性低血壓

多數輔助性安眠藥都具備抗甲型腎上腺素作用，那會讓血管無法有效收縮，一旦人們從躺姿到坐姿，或者蹲姿及坐姿到站姿時，心臟送出的血液無法順利送到頭部，導致腦部血液不足，造成頭昏、暈眩、眼前發黑等症狀。老年人甚至可能因此發生缺血性中風。

皮膚等組織病變

一些抗精神病藥會造成皮膚的病變，諸如對光敏感、皮膚炎、風疹塊等。少數連眼睛的角膜、水晶體或網膜也會出現色素沉積。

上述是安眠藥可能出現的副作用，切記——只是可能喔！大多數使用者都不會遇到。至於一般人最關心的問題：「會不會傷肝、傷腎呢？」

這就大可放心了。只要身體狀況尚可、無特殊體質、依照醫師指示服用，保持在治療劑量之中，是不太可能會有肝腎毒性的。

副作用全部列起來很多，看起來也似乎很可怕，但其實，我們還得考慮危險性與利益得失。就如你把「住在都市裡的危險」列出來，也是長長一大串：「被公車輾死」、「開車發生車禍」、「被搶劫」、「被強暴」、「被飆車族砍斷手腳」、「吃館子吃到食物中毒」、「呼吸廢氣致癌」、「住到輻射屋」等等——難不成就因此得住到深山裡，再也不踏入都市一步？

要考慮的是優點與缺點孰輕孰重，選擇最有利的一方。倘若失眠很輕微，兩天就恢復，那冒著傷身的危險去吃藥，可能是個不智的選擇；倘若失眠已經不輕，嚴重影響到工作狀況、身體健康、人際關係，那還為了幾乎不太可能發生的副作用而堅拒服藥，也同樣不智。

副作用篇❷

安眠藥過量，會導致死亡嗎？

吃了安眠藥，會不會再也醒不過來？這是許多人對於安眠藥最大的夢魘——

「服用到將睡未睡時，迷迷糊糊又多服了幾遍藥，一下子超過致死劑量，就真的再也醒不過來，一命嗚呼哀哉。」這情景教人越想越恐怖，對吧？幸好，二十一世紀的今天，你有錢也買不到這種安眠藥！

在1900－1960年代，這個問題可能很嚴重，因為第三代主效型安眠藥「巴比妥類藥物（Barbiturates）」就有這個問題，因為致死劑量可能只是治療劑量的幾倍而已，所以，一旦重複服藥幾次，導致藥物過量——不管是意外或故意（自殺意圖），就很容易造成死亡的結果。

但是，自從第四代主效型安眠藥「苯二氮平類藥物（Benzodiazepine, BZD）」在1960年代發明後，其致死劑量就遠遠與治療劑量拉開，要透過服用安眠藥自殺，已經不是一件容易的事。或者說，藥物過量致死還是可能發生，但你可能會先服藥服到癱軟、沒力氣繼續剝開藥片吞服（大多數藥物是一片十顆，每吞五百顆就要剝完五十片）；有人事先剝好幾百顆，但光吞就會吞到噁心，而且胃部一下子進入幾百上千顆藥之後，會反射性的嘔吐，就算事先吃了止吐劑也一樣（你能想到的都有人幹過了）；最常見到的是服到一半就睡著了，醒來才發現怎麼還沒死？

緊接著第五代主效型安眠藥「非苯二氮平類藥物（Nonbenzodiazepine, NBZD）」在1990年代發明後，安全性就更高了。現在所有能取得的安眠藥，不是「苯二氮平類安眠藥」，就是「非苯二氮平類藥物」，兩者的安全性之高，讓單純服用安眠藥自殺成功率降到歷史新低點。現在對於服用安眠藥企圖自殺的人，排除真的沒經驗者，我們會優先考慮患者是在傳達一種警告的訊息，而非真正意圖造成死亡結果。

現代的安眠藥比普拿疼還安全上百倍

苯二氮平類藥物是安眠藥發展史最光榮的一頁，因為自此以後，安眠藥就很難吃出人命了。

市售的普拿疼，一顆五百毫克，不必醫師處方就買得到的那種，一天吃十五顆就可能致死，而且是慢慢的死，拖上數週到一個多月，無可挽回，連改變心意的機會也沒有。這樣的資訊，只要用「普拿疼自殺」當關鍵字去搜索，馬上跑出一大堆「教學」網頁，還會引述學術期刊給你看。

相反的，就以被食藥署視為洪水猛獸的安眠藥「使蒂諾斯」為例：你到它的原廠（Sanofi-aventis U.S. LLC）網站資料庫查詢，該藥在實驗白老鼠中的Oral Route LD50是695－1030mg／kg，意義就是：每公斤給予69.5－103顆的使蒂諾斯（一顆10mg），才能毒死半數的實驗白老鼠。人體當然不能這樣算，只能從實際發生過的劑量來統計，直到今天，「確定中毒的劑量」仍舊推算不出來，每天固定會服用數十顆到上百顆者，精神科門診中屢見不鮮；一次服用300－500顆而送到急診的，最後沒事回家，也是司空見慣。但是，建議劑量只有1－2顆，推算起來，致死劑量起碼是建議劑量的數百倍。

你所不知道的普拿疼祕密

反觀普拿疼，一顆就500mg，建議劑量一天1－4顆，12－16顆以上就會有生命危險，致死劑量就只在建議劑量的數倍之間。兩相比較，現代安眠藥的安全性超過普拿疼百倍，還算是很保守的講法呢！

事實上，現代安眠藥比幾乎你看得到的藥物都來得安全，這已經是公開的祕密：醫界以往很少澄清此事，是因為讓自殺者吃錯藥並非一件壞事；但在網路資訊取得方便的今天，越來越多網站提供「正確自殺方式」，但是一般大眾不會去查詢自殺方法，反而活在「吃安眠藥自殺」

的迷思裡。如今繼續保守這個祕密已經沒有意義。

只要服藥時身體健康，沒有其他疾病、特異體質，或同時吸食毒品、大量用藥或飲酒，醫師處方的安眠藥，一次服上幾百顆，就算不送急診，通常也不會有致命危險——但是會另有嚴重負面影響，見後述。

為什麼安眠藥會這麼安全？

第四代主效型安眠藥「苯二氮平類藥物」之所以會這麼安全，是由下列幾個原因造成的——

- **藥物毒性低：**這是安全性最核心的來源——原理其實很簡單，只是藥物作用學上的一點點改變，就此挽救了不知道多少人的性命，在後續藥物介紹時，會加以說明。
- **藥性專一度高：**這讓藥物用途單純化，不至於被拿來濫用，也就減少中毒風險。反例：不少人本來想利用第一代安眠藥：酒類來幫助睡眠，但是喝著喝著就進入微醺狀態，感覺頗為良好，到最後，沒打算睡覺也想喝，當然提高酒癮風險，連帶也增加過量風險。
- **副作用少：**第四代安眠藥的作用只剩安眠、抗焦慮、肌肉放鬆、抗癲癇的效果，在治療劑量中，幾乎沒有其他副作用；第五代安眠藥更只剩下安眠效果。P.S. 但使蒂諾斯此藥出現意外的副作用，見後述。

- **在服用到中毒前，身體會先出現抗拒反應，諸如：**肌肉協調不能、嗜睡等作用，讓人無法繼續服藥；若一次服用太多，則會出現噁心反應而嘔吐，把藥物清空。

安眠藥全部都這麼安全嗎？

當然不是，只有第四代以後的主效型安眠藥才能達到這麼高的安全性，也就是苯二氮平類藥物跟非苯二氮平類藥物兩大類，總共三十多種藥物。但是，這兩大類安眠藥就已經囊括幾乎所有安眠藥市場了。

唯一的例外是：如果你的失眠相當嚴重，或者失眠是因為憂鬱症或精神疾病引起的，精神科醫師開了「副效性安眠藥」，例如：抗組織胺、抗憂鬱劑，或抗精神病藥等等，利用它們的「嗜睡副作用」充當安眠藥使用，此時，安全性就會下降，視你實際使用的安眠藥種類而定。

另外一種狀況就是：如果你原本就有先天性疾病、罕見體質、腎臟病、肝炎、肝硬化與任何全身性的內外科疾病，或你同時服用大量藥物、飲酒，甚至吸毒——此時，安眠藥的安全性就會嚴重打折扣，難以預料。

如果安眠藥這麼安全，為什麼衛生機關不斷宣導不要濫用？

中毒是中毒，濫用是濫用；不會中毒反而更容易濫用。在安眠藥還很危險時代，每逢要開安眠藥，其他科必定照會精神科；現在安眠藥很安全，很多科醫師根本不照會精神科，自己開安眠藥了。自從高度安全性的苯二氮平類藥物出現後，本類藥物已經躍升為全球用量最大的藥物之一，而且不少研究顯示：大半藥物不是開自精神科醫師之手。

其次，大量服用安眠藥會造成身體對於安眠藥的耐受性快速上升，也就是說，原本一定劑量就能達到預期結果，當耐受性上升時，如果要達到同樣結果，劑量非得增加不可。大量服用安眠藥會讓耐受性爆炸性的上升，結果就是：此後你就算不想吃這麼多也不行，否則不但沒效果，還會有戒斷現象（減藥後的身體不適症狀），造成安眠藥成癮的結果。

為什麼有些醫師還是認為安眠藥能不吃就不要吃？

再安全的藥物，如果沒有必要吃，當然不用吃啊！「能不吃就不要吃」這句話是治療上的金科玉律，在實證醫學中，任何藥物都一樣，沒有所謂「有病治病，沒病強身」，跟保養的概念是不一樣的。

所以下次再聽到「能不吃就不要吃」時，不要立刻就往負面的方向聯想了。當然，如果有吃的必要時，那還是得吃的。

至於，安眠藥的革命是精神醫學領域的事件，其他科醫師未必知道，特別是所謂的「權威」——因為他們浸淫在自己的專業太深，對於其他領域的知識發展，反而比較不容易跟上，這是很自然的，不能強人所難。

副作用篇❸

安眠藥會不會吃到成癮，不吃就不能睡？

成癮問題一直是大家最關切的。一般認知中，安眠藥具有成癮性，越吃就會越重，不吃就不能睡——要是這樣，也很可怕，吃了一顆藥，卻變成藥物的奴隸，等於為了失眠卻出賣了自己。

到底安眠藥會不會成癮呢？若要探究這問題，就得先確定何謂「成癮」，但很弔詭的，現代醫學已經不再使用「成癮」這字眼，因為定義實在太模糊：我們每天都要喝水，那我們是不是「喝水成癮」呢？而使用LSD（一種迷幻藥）之後，倘若沒有繼續使用，也不會出現不舒服的現象，這樣子，是不是可以說這種迷幻藥「不會成癮」呢？

因此，成癮這個字眼，已經被進一步細分，在美國精神醫學會發行的《精神疾病診斷與統計手冊》（DSM）中，只探討藥物戒斷、藥物中毒、藥物濫用與藥物依賴四種問題。

「藥物戒斷」指的是長期大量使用藥物後，突然停止使用，身體一時無法適應，因而出現許多症狀。

「藥物中毒」是一種因為藥物造成的中毒狀態，會有許多症狀，因而導致許多不適切的行為或心理變化。

「藥物濫用」指的是：不恰當的使用該藥物，因此影響身體健康、社會功能，甚至到觸犯法律的地步，但患者仍舊繼續使用該藥物。

「藥物依賴」是一種比藥物濫用更嚴重的狀態：患者在藥物濫用的狀態下，可能造成耐受性的增加（用同樣劑量的藥物，效果越來越少，若要達到原本的藥效，就得增加劑量）、戒斷症狀的出現。患者明知使用該藥物會傷害自己，但還是控制不了使用的衝動，整天耗費極多時間，就是為了取得並使用該藥物，即使丟掉工作、影響人際關係，付出再多代價也在所不惜。

像這樣的藥物依賴，在傳統上還會分成「心理性依賴」與「生理性依賴」兩種。生理性依賴指的是有藥物戒斷與耐受性的問題，若要終止使用，身體就得忍受種種痛苦的戒斷症狀。心理性依賴則沒有戒斷與耐受性的問題，純粹是心理因素造成的，停止使用不會有戒斷症狀，但是不使用，心理上就會有強烈的不安與恐懼，往往因此持續使用藥物。

一般而言，大家說的「成癮」，指的通常是藥物依賴，特別是生理性依賴。例如鴉片、海洛因、古柯鹼等等，都會造成強烈的生理性依賴，一旦不使用，可能痛苦得死去活來，非常難受，患者只得繼續使用。

基本上，戒斷與耐受性越強的，就越容易造成生理性依賴；而這藥物越能帶給患者快樂、解脫、愉悅感的，就越容易造成心理性依賴。這兩者合併作用，更有可能造成所謂「成癮」的現象。

安眠藥符合這些條件嗎？

藥物戒斷

一旦長期使用安眠藥之後，如果突然停止使用，就可能出現戒斷現象。生理性的戒斷現象包括：手抖、焦慮、失眠加重、多夢等症狀，甚至是癲癇發作等等。

藥物中毒

如前所述，苯二氮平類與非苯二氮平類安眠藥很難造成生命危險，但是如果服用過量，還是可能會出現〈安眠藥會傷身體嗎？〉這一章裡頭的各種副作用，那就是藥物中毒的各種症狀。

藥物濫用

研究報告顯示：苯二氮平類與非苯二氮平類安眠藥被廣泛濫用，可以分成三個面向來探討——

- **精神科以外的其他科：**有不少報告顯示，大多數安眠藥是由非精神科醫師所處方的，固然，主要原因可能是其他科醫師人數遠大於精神科醫師，處方總數當然遠大於精神科；而其他科醫師對於安眠藥缺乏了解，只知道安全、方便、好用，可以有效減少本科病患面對疾病恐懼時的失眠治療上，反而會有濫用的傾向。
- **精神科：**本類藥物被濫用情形相較於其他藥物並未特別嚴重，因為這類藥物不能帶來欣快感、輕鬆的感覺（除了部分藥物，例如：使蒂諾斯），所以患者吃了，除了睡覺，沒有其他好處，自然濫用意願並不高；至於精神科是否過度倚重藥物？過度強調生理性對於精神疾病的影響，而忽略心理、社會的影響？或是過度龐大的門診量造成醫師只能開藥應付的局面？上述情形是否可以認定精神科「濫用」藥物？由於這些議題已經涉及社會、經濟、衛生政策、學術取向，甚至精神理念的批判，於此不加討論。
- **非法取得藥物：**早在1999年，Ladar MH就已經提出警告，苯二氮平類藥物已經成為被濫用最嚴重的藥物之一，但有意思的是：苯二氮平類藥物往往作為多重藥物濫用者為了「治療」其他毒品副作用（例如：吸食安非他命帶來的嚴重失眠）而合併使用的藥物，直接單一使用苯二氮平類藥物作為毒品者比例並不高；這種苯二氮平類藥物經常出現於多重藥物濫用者身上的現象，2009年時，Charlson F、Degenhardt L、McLaren J,、Hall W、Lynskey M等人也從酒癮者身上，觀察到類似的現象，而且，苯二氮平類藥物的安全性，往往掩蓋了其他毒品的危險性，直到問題一旦爆發，就難以收拾。

由這三面向可知：苯二氮平類藥物本身缺乏服用後的快感，並不特別容易被濫用，若是被濫用，不是因為基於其安全性，而掉以輕心，就是為了「輔助」其他毒品的使用而被濫用。

對於失眠者而言，苯二氮平類藥物並無甚特別，濫用與否，操之在己。

藥物依賴

苯二氮平類安眠藥的耐受性在長期使用後，往往會出現「耐受性」增加與依賴性的現象。所謂的耐受性，指的就是在相同的劑量使用下，原有的藥效逐漸消失；如果要恢復一樣的藥效，那就得增加劑量才行。

通常，苯二氮平類藥物的鎮定效果、安眠效果、抗癲癇效果與肌肉鬆弛效果增加得相對頗快；而抗焦慮效果則慢多了，有一些研究顯示：即便在四到六個月的連續使用之後，抗焦慮的效果依舊緩慢。偏偏，失憶的效果（副作用）不會有耐受性增加的問題。這種不成比例的耐受性增加問題，會造成苯二氮平類藥物使用上的一個大麻煩：原本安眠、肌肉放鬆的效果在幾天到數週後慢慢產生耐受性，但失憶之類的副作用不會，而一些可能的影響，例如：憂鬱、衝動、自殺意念卻會繼續存在。

藥物劑量增加得越快，或者是越不穩定，安眠藥的耐受性通常也會隨之快速上升。

由於耐受性的上升，如果要減量，就會產生藥物戒斷的現象，這就會構成生理性的依賴。另外，有些人會因為使用苯二氮平類藥物之後，心情放鬆了，覺也能睡了，一旦沒藥吃，就會擔心東擔心西，又開始失眠，此時，基於個人的不安全感，對於苯二氮平類藥物就會有心理性依賴的現象發生。

而非苯二氮平類藥物雖然在短期使用時，成癮性的表現會稍微優於苯二氮平類藥物，但在持續使用的狀態下，差異就會消失了，兩者的成癮性是差不多的，在處理上，並不具備什麼優勢。

所以，即便是現代的主效型安眠藥，不管是苯二氮平類藥物還是非苯二氮平類藥物，都是會出現藥物依賴性的，而且生理性依賴與心理性依賴統統都會有。

但是，這就意味著我們得放棄使用安眠藥這個強大的工具嗎？那麼，藥物依賴性更高的香菸跟酒類，至今醫學上實在找不到抽菸對健康有什麼好處，喝酒的好處說來說去也不過那幾點，壞處卻很多，為什麼不乾脆禁止販售呢？

顯然，成癮性不是重點，重點是你的心：安眠藥對大多數人而言太陌生，是有威脅性的，人們需要控制感，因此怕它怕得要死。然而，放棄安眠藥這個強大的工具是非常大的損失——畢竟，無論是每天躺在床上翻來覆去睡不著；或者是為了失眠而試遍各種方法，本身也是在浪費生命成本。

當然，恐懼不是用「說理」就能搞定的，你需要更有力的能力：減藥。如果安眠藥能順利減藥，那它就會像瓦斯爐上的火，就算燒得再旺，只要旋鈕一轉，瞬間搞定，那麼，使用安眠藥就一點也不可怕了。

聽起來是很好，不過，這可能嗎？

如果你的失眠是偶發的（沒有遠因），而你還在考慮是否要用安眠藥，那我會說：不難。你只需要堅持一個原則：醫師如果要開安眠藥給你，你一定得清楚醫師對於安眠藥的使用計畫，就如前面所述，有計畫的使用，你才有可能在最短時間內讓失眠消失，隨即停藥，不超過學理上對於安眠藥服用期限六到八個月的建議。

如果你的生活亂糟糟的，到處都是可能誘發失眠的事件，那我會說：你需要的是心理治療，把這堆情緒行為反應給搞定，至於失眠本身，要不要用藥，再由醫師判斷。

如果你已經服用一陣子了，但時間還沒太長，那你就得向你的醫師詢問他的治療計畫：到底要讓你服藥到什麼時候？就算是思覺失調症或躁鬱症這類的重症，都可能減到停藥（必須看實際狀況，由醫師判斷），然後追蹤一段時間就好；更何況是輕症的重度憂鬱症、焦慮症、強迫症、恐慌症等等——教科書上可沒寫：患者全部都必須按時回診或拿慢性連續處方箋，像糖尿病或高血壓一樣得服藥一輩子，讓醫師不至於少一個病人、少收診察費與藥價差。

如果你已經服用很久了，那麼，我只能說：只能試著減藥看看了，此時，但求能減量，但是不要躁進。能減多少算多少，動作越慢越好，千萬不要貪多搶快——萬一再度失眠，到時候反而得加重劑量才睡得著，那可得不償失。

副作用篇❹

吃安眠藥會夢遊嗎？

有人失眠去看醫師，拿了藥回家，當晚吃了後，也覺得睡得不錯。第二天，別人卻告訴他，他昨晚不知在幹什麼，到處走來走去，睡也不睡，拚命打電話，講一些很奇怪的東西。大家都嚇壞了，以為吃到「瘋藥」，神經不正常了。偏偏他怎麼想也想不起來自己幹過這些事。

這到底是怎麼回事？怎麼會不睡覺，到處亂跑？

原因很簡單，因為你睡了，身體卻還沒睡——這是一種特殊的狀態，遇到的機率不高，但偶爾還是會出現。

本我跑出來

若要探討這類怪異的行為，可以推究到佛洛伊德的理論。據這位心理學大師的說法：人有本我、自我、超我三方面。本我是自私自利、享樂主義的，本我的行為很簡單、很衝動，喜怒哀樂非常直接，但是平時都受到超我的壓抑，而無法伸展。所謂超我，就是經由教育所形成的我，知道什麼叫羞恥、責任、道德。兩者的衝突就由自我來排解。本我就像油門，超我就像煞車，而自我就像駕駛人——什麼時候要放任自己，什麼時候要謹守道德與規範，都由自我來操控。

倘若本我太強，那這個人的情緒就會很直接，自私自利，缺乏自制力，缺乏道德感，不在乎別人；倘若超我太強，那人就會繃得很緊，無法放鬆，小心翼翼，畏首畏尾，不能忍受改變，無法接受挑戰，生恐一不小心，就犯下什麼大錯。兩者的協調，正是一個完整的人格所必須具備的。

但是在安眠藥的使用下，特別是短效型的安眠藥，個案服用完又沒立刻上床睡覺，還到處遊蕩、做事、看書、上網等等，此時，安眠藥的藥力很快就被各種情境刺激給消耗殆盡，無法達到入眠的效果，偏偏安眠藥對於自我控制、情緒行為管理、認知記憶的影響猶存，結果就是：超我的力量被壓抑下來，本我的衝動開始不受自我管理。此時，潛意識底下的各種念頭就會浮現上來，不受約束地直接表現出來。

患者此刻宛若脫韁野馬，什麼事都可能做得出來，平時很自我壓抑的人，這時就可能做一些很誇張的事情，諸如：打電話去罵他最討厭的主管或同事；穿著睡衣出門逛街大採購；對著還不是很熟的朋友就掏心掏肺的把心事都講出來，講到激動處，甚至可能又哭又笑；在此刻網路盛行年代，電腦一開，上了網，透過臉書，可以寫些很衝動、又沒有邏輯的字句；到了購物網站，只要有信用卡，可以買一堆平時都不敢消費的東西。

這一切看在別人眼裡，自然覺得很不可思議，以為他瘋了，其實，這些不過是他深藏在心裡的衝動而已，只是平時被超我壓抑著，吃完藥之後才有機會顯示出來。這就像人們所說的「酒後吐真言」，但更強烈得多——酒精也有這類特異的反應，特別是在心理過度壓抑或情緒不穩定的狀態下，再喝酒就容易產生，安眠藥也一樣。

吃了藥就該躺平，千萬別「撐」著

雖然說，非苯二氮平類藥物標榜著：比較能夠針對睡眠作用，不容易引起其他方面的影響，但是以最有名的Zolpidem而言，因為它太短效了，患者很容易不知不覺中，就「撐」過了它的藥效頂點，然後就出現了一大堆荒誕不經的言行舉止。

經過短暫的釋放，體力漸漸耗盡，患者最後還是睡著了，第二天醒來，潛意識壓抑的力量再度恢復，又可以把心理的衝動壓抑下去了。由於這些行為都在藥物作用後的昏睡狀態發生，第二天醒來後，大多記不得了，一旦被別人提醒，因而慢慢回想起來，那將會是一種很奇特、有點可怕、有點陌生，也可能很丟臉的經驗。

其實，傳統上就有一種療法「誘導式催眠」，就是利用注射式苯二氮平類藥物，慢慢注入靜脈，經過主要會談者的引導，患者就會將內心的痛苦給解放出來，可以治療部分的精神官能症。

通常，作用時間越短的安眠藥，不管是苯二氮平類藥物還是非苯二氮平類藥物，都越容易出現這種「夢遊狀態」，只要患者在服用之後，撐著不睡覺，繼續做別的事，讓短效安眠藥的藥力被周遭刺激給抵消掉，那患者就有可能出現夢遊現象。至於輔助性安眠藥，就罕見有人遇到這現象。

處理上，要嘛就增加藥物的劑量，讓患者快點入睡，睡沉些，不要到處亂跑；要嘛就是減量，不要讓患者進入這狀態中；再不然就是改用一些中長效的藥物，讓藥性不會那麼快爆發性的出現與消失。當然，最重要的還是：養成良好的睡眠習慣——吃了安眠藥，就應該準備上床睡覺，不要再流連於網路上，或者跟別人聊天、看電視，更不要做一些需要消耗腦力或可能引發情緒的事，這才是根本的解決之道。

副作用篇❺

安眠藥會增加罹患失智症的風險嗎？

失智症主要分為退化性失智症（以阿茲海默症為主）與血管性失智症（腦中風或慢性腦血管病變）兩者，至今真正原因不明，但從國內外研究結果與長久臨床經驗已經知道，失智症跟下列事件有相關性（資料來自：台灣失智症協會）——

- 從事特定心智活動或創造性活動，可降低相對風險。
- 每週規律地從事兩次以上特定運動，可降低相對風險。
- 地中海式飲食，可降低相對風險。
- 參與社交活動可降低相對風險；孤單會升高相對風險以上。
- 中年時期肥胖或過重者（BMI≧25），相對風險上升；老年過瘦（BMI＜18）失智風險亦會提高。
- 高血壓、糖尿病、心臟血管疾病、腦中風都會增加阿茲海默症的風險。

- 腦部曾經受到重創的人，相對風險上升。
- 抽菸會讓相對風險上升，而戒菸可降低風險。

這些，都是早就已經被證實，對身體有益或有害（如：從事創造性活動、戒菸、肥胖、三高）的事件。而「安眠藥」一直都跟「失智症」扯不上關係。

然而近幾年來，「安眠藥是否會引起失智症？」突然也變成一個相關火熱的議題。因為在短短幾年之間，突然冒出不少研究，結果都顯示「安眠藥」與「失智症」兩者之間有相關性，而且服用安眠藥的人，罹患失智症的機率為若干倍。

但讀者要是仔細看，就會發現兩件事——

- **實驗組與對照組人數都動輒數千上萬人。**
- **實驗歷時時間都長達數年到十幾二十年之久。**

這就很有趣了，我們很難想像：一堆動輒十幾年的研究，這些研究者怎麼進行？如何趕上這潮流大量發表？

十幾年的研究幾個月內完成？

所有學過研究方法的人都知道：為了排除其他因素的干擾，原則上，研究對象盡可能越分散、越隨機越好，從一般人口中抽出成千上萬名沒有失智症的健康者，將之收錄進來，逐一登記他們的姓名、電話、住址等個人資訊，然後開始每年追蹤，一年又一年，漸漸的，有人開始罹患失智症了，有人還沒，直到十幾年過去，研究終了，然後開始分析。

倘若如此，這些研究可真是龐大，應該是國家級、甚至跨國性的研究，因為光是要追蹤這上萬人的動向，每年派人檢查是否罹患失智症（或敦促對方到醫院進行身體檢查），十幾年下來，那花費可是非常巨大的。

那麼，這一堆期刊論文是怎麼回事？

這就是現在學術界大量生產論文的現象，全世界皆然。就像上述研究，不會有人真的等上十幾年，都是利用健保局資料庫系統，裡頭滿滿都是就醫、診斷與用藥的資料。研究者只需要設定好條件：診斷、用藥、年齡、時間等等，一搜索，幾萬人的資料就跑出來了，這些資料再分析一下，就可以寫成一篇論文，可以投稿了。

量產論文的結果：樣樣都可能，全部不確定

這種資料庫分析法的研究可以在短期間生產大量論文，以供升等、考核、評鑑之用，研究方法並沒有錯，只是非常不嚴謹而已，有說等於沒說——

一個健康的人，根本就不會就醫，也就不會被挑選為研究對象；相反的，問題越多的人，不管是哪一科的疾病，就醫的機率都會上升。特別是住院病人：病房再好，也絕對比不上自己家裡好，所以，若在住院時出現失眠問題，因而需要服用安眠藥，是很正常的。

試想，如果你被診斷出肺癌，到胸腔外科住院等開刀；或者，如果你因為血癌住到血液腫瘤科，準備進行骨髓移植；又如果你因為紅斑性狼瘡（一種免疫細胞不斷誤殺正常身體細胞的自體免疫疾病）失去控制，住院治療——在這些內外科疾病下，你嚴重焦慮，出現失眠，為了擔心影響檢查或治療結果，使用安眠藥——這都應該是很常見的現象吧！

問題來了，肺癌細胞微轉移到腦部，雖然被後續化療殺死，沒造成腦部轉移，卻可能造成腦細胞死亡，引發日後的失智症；事實上，化療本身就可能傷害到腦部，引發失智症；血癌中的癌化白血球流經大腦可能引起失智症；骨髓移植所需的大量放射線照射也可能引發失智症；紅斑性狼瘡患者體內失去控制的免疫細胞對腦細胞發動攻擊，更可能引發失智症；就算撇開上述所有因素，光是得知罹患重大疾病時的打擊、隨後承受的身心壓力，與住院治療時的痛苦，統統都可能是日後失智症的主因——但是在這一類研究之中，上述問題都不會被看見，唯一會被注意到的，就是這些患者們統統使用過安眠藥！

試想：從健保資料庫裡頭拿出來的資料，滿滿都是內科、外科、婦產科、骨科等等一大堆飽受身體病痛的患者，他們本身的疾病：從病毒、細菌、其他病原體、外來的毒物、病變的遺傳物質、自己異常的免疫細胞、檢查或治療用的放射線或重金屬、各種治病用的藥物、遽知罹患疾病的壓力……有一長串列不完的因素，全部都可能造成多年以後的失智症，但從資料庫跑出來的資料，他們之間唯一相同之處，就是使用過安眠藥——我們能罔顧上述因素，斷然說：「安眠藥就是造成失智症的凶手」嗎？

「放任失眠下去」或「吃安眠藥」，哪個容易增加失智症？

事實上，會吃安眠藥的人，通常就是為了治療失眠的問題。不會有人跑到醫療院所說：「我沒有失眠，可是我要拿安眠藥。」就算有，醫師也不會開藥給他。當研究者從資料庫分析出：「安眠藥」跟「失智症」有相關性時，也就意味著：「失眠」跟「失智症」有相關性。那麼，就一個失眠者而言，他應該是服用安眠藥，絕對不能放任失眠發生？還是就算已經好幾天完全無法入睡，也絕對不能服用安眠藥？

不要隨紛亂訊息起舞，否則受害的是自己

由於社會高齡化的現象越來越明顯，而失眠的問題原本也會隨著年齡

增長而趨於惡化，弄清楚「安眠藥」是否會增加罹患「失智症」風險，也越來越重要：如果安眠藥真的是凶手，那寧可失眠，也最好不要吃安眠藥；如果冤枉了安眠藥，那就等於在恐嚇失眠患者——他們原本就睡不著了，拿不嚴謹的研究方法做出錯誤的結論，誣指安眠藥會造成失智症，這豈不是讓失眠者更緊張，面對安眠藥時更加不知道該不該吃？萬一因為焦慮，吃了還是睡不著，兩頭落空，心中的氣餒與挫敗感是可想而知的。對於失眠患者而言，如果別的方式都已經無法幫助患者入眠，而最後的一條救命繩索——安眠藥又被指稱為失智症的危險因子，這可是會引發憂鬱症、甚至自殺危險的。沒有充分證據的訊息，可能是有毒的，毒害的程度，甚至會大於原本想要提醒的價值。

已知安眠藥對於認知功能的影響

在2004年間，有一系列性的小規模研究顯示：長時間使用安眠藥，跟視覺空間記憶損害、智商下降有關；也跟視覺運動協調、資訊處理、語言學習跟專注力的下降有關。但是，在此同時，研究者也明白表示：這些研究的對象均來自勒戒門診的病患，並未排除藥物濫用與精神疾病等問題，無法區分上述的症狀到底是因為安眠藥引起，還是因為精神疾病或藥物濫用引起。因此，僅可供參考，需要更進一步的研究。

在真相尚未大白的今天，唯一可以確定的是：在醫師處方之下，直到目前為止，已知的研究與臨床經驗是安全的；相較之下，有些人長年到藥房，透過特殊管道自行購買安眠藥，稍有不適，就吞它個兩三顆，此即所謂的藥物濫用。長期的大量濫用，特別是合併其他物質濫用，像是酒精、強力膠等等，就有較高的風險傷害腦部、造成腦神經的退化。

如有疑慮，可以怎麼做？

總而言之，「安眠藥會讓人痴呆」或「安眠藥會讓人發瘋」，雖非事實，但都是一種合理的疑慮。我們不需要太過擔心這些耳語，但也無須因為自己有所困惑而感到不好意思。倘若你對於醫師處方藥物有任何問題，儘管問！別不好意思。倘若沒問，擱在心裡，疑神疑鬼的，反而延誤病情。

副作用篇6

聽說安眠藥會致癌，是真的嗎？

2015年4月，台北某醫學大學醫學科技學院院長發表了一份研究報告，內容大致為：「苯二氮平類安眠藥是普遍的治療失眠藥物，但根據健保署十五年、共200萬人的資料數據中，約4萬2千5百多名癌症患者的數據指出，長期連續服用這類安眠藥會增加罹癌風險，前三名分別是腦癌、食道癌與胰臟癌，罹癌風險比一般人分別高出98%、59%和41%。」

這份報告馬上震驚了國內媒體，各大報也紛紛用大篇幅報導。該研究發表於國際知名期刊《醫學》（*Medicine*）上，也引發許多的爭議，各藥廠紛紛自清，也發表相關數據，個別研究均顯示苯二氮平類安眠藥並未顯示有致癌性，而從藥理學基礎上，也找不到相關的理論基礎。

很湊巧的，不久之後，美國西雅圖維吉尼亞梅森醫學中心（Virginia Mason Medical Center）的漢普森博士（Neil B. Hampson），與鹽湖城山際健康照護聯盟（Intermountain Healthcare）的威佛博士（Lindell K.

Weaver），投書到同一份期刊《醫學》、《歐洲內科期刊》（*European Journal of Internal Medicine*）等國際醫學期刊，指控某位台灣教授在2015年間向國際期刊投了151篇論文，但全都是利用健保資料庫所做的學術價值低的論文，每篇論文的論述都是「根據健保局資料，某兩種臨床情況有相關性」，但所宣稱的相關性往往毫無意義。消息傳回台灣後，引發醫界議論。

網路上也馬上肉搜出：某醫藥大學附設醫院臺北分院院長研究一天錄取18篇，一名學者半年發表超過15篇論文，其中12篇論文在13天內投稿，十幾天內通過審查全部錄取，刊登的期刊《*BioMed Research International*》審查委員還是該學者的同事。

隨後報導：清大教授胡紀如說，投稿論文十幾天就通過審查的現象也很奇怪，感覺像是有個造假集團在幕後操控。胡紀如是清大化學系教授、第三世界科學院院士、英國皇家化學院士、亞洲藥物化學聯盟主席，在《藥物化學期刊》（*Journal of medical chemistry*）等七個頂尖國際學術期刊擔任編輯或編輯委員。他說，根據經驗，投稿人寄出文章之後，審查通常是三個月，但也有等待六個月以上的例子，除非自己的論文自己審，否則，十幾天就通過是「頭一次聽到」。

從學術事件到就醫權益

這些學術界的風風雨雨，即便隱含著多大的事件，本來跟安眠藥使用者的權益一點關係也沒有，但是當被操作的工具是健保資料，而研究的對象是安眠藥的影響時，那影響可就至深且遠了——

當一個人連最基本的權益：入睡都成了問題，除了部分是因為生性是夜間工作型的夜貓子，其餘很大的比例是遇到了重大的壓力事件，無論是工作上、婚姻上、親子間、家族上、人際關係、財務上的壓力，如果研究者又拿安眠藥這救命繩索當升等、晉級、爭取研究經費的工具，硬是將安眠藥與致癌扯在一起，那麼是要失眠者因為無法入睡而免疫系統崩潰致死；還是不得不吃安眠藥、卻又因為焦慮而抵消掉安眠藥的力量，繼續失眠，不得不增加藥量，產生藥物成癮，或因為無力感而產生「習得的無助」，最終導致自殺意念？

統計學也可以是很好的騙人工具

所謂「A跟B有高度相關」，不代表A就會造成B。例如：所有罹患肝癌的人100%呼吸過空氣，不曾呼吸空氣的人（例如：一出生就夭折）100%不會罹患肝癌，所以「呼吸空氣」與「罹患肝癌」有100%的相關性——基本上，這個結論是對的，但我們能說「呼吸空氣會致癌」嗎？

不要被內心的恐懼擊敗，靜觀這場「學術事件」演變

隨著年齡增長，癌症的發生會從遙遠的事件與無甚意義的數字，逐漸轉變為發生在周遭、恐懼在心裡的事物。

從學術的角度，我們還是只能說：找不到安眠藥與癌症之間的關係。如果硬要玩數字遊戲，那麼讓人無法呼吸確實可以100%阻止癌症的發生——只是人也死了。不知這數字有何意義？

當新聞逐漸戲劇化的今天，閱聽群眾或許無力做些什麼；但是讓學術也戲劇化的人們，自然會付出應有的代價。只是，認真的生活在現實中的人們，不要讓自己對於癌症的恐懼，被這些驚悚的詞語所挑起，而氾濫成災，反而更無法放鬆，失眠更嚴重，不得不在「使用更高劑量的安眠藥與否」的抉擇中徘徊。

服藥原則❶

如何用最少藥量發揮最大效果？

幾乎所有人都擔心安眠藥會越吃越重，藥量能越少越好。加上總覺得睡覺是本能，需要吃藥入睡，就是「不自然」，很有心理負擔。所以，如果得吃安眠藥，到底要怎樣用藥才能發揮最大效果？

第一、如有焦慮，先鎮定

很多人失眠的原因是白天一整天都處於焦慮狀態：緊張、煩躁不安、胡思亂想等等，這些症狀如果沒有先處理，到了要入睡時，安眠藥一顆接一顆，還是睡不著。而且，安眠效果不等於抗焦慮效果，同樣是苯二氮平類藥物，有的藥物對安眠的效果比較強，有的對抗焦慮比較強，如果焦慮一直存在，而只是一直加重安眠的藥物劑量，有時候反而會引發躁動，甚至出現失控或危險的衝動行為。

所以，有時醫師會先給你抗焦慮的藥物，在睡前一個鐘頭先服用。等整體的情緒平穩，身體也放鬆之後，再服用引導入眠的安眠藥，立刻上床睡覺，比較容易睡著。有時候，因為有了這個「暖身步驟」，就能減少安眠藥的使用量。

第二、作用較慢的藥物提前服用

有時候醫師會依照病患狀況，添加較長效的肌肉放鬆劑或是鎮靜劑，由短效的安眠藥先讓病人入睡，長效、緩慢見效的藥物接著發揮效果，拉長睡眠的時間與品質。但是，萬一你就是沒睡著，時間一久，短效的安眠藥慢慢失去效果，長效的藥物還是無法發揮作用。此時，你就可以跟醫師討論，將較長效的、作用較慢出來的藥物提前服用，睡前才服用短效的安眠藥，讓所有的藥物濃度高峰集中在躺床後半個小時之內，一舉將你送入夢鄉。因為高峰都集中，有加乘效果，就不必加重劑量，而長效的藥物效力還是足夠維持到一定時刻的。

第三、戒酒

很多人認為飲酒可以入眠，最糟糕的是安眠藥配酒服用。其實，這是個高度危險動作：原本安全的安眠藥會放大酒精的作用，有一定的乘數效應，一不小心，就會產生類似酒精中毒的現象；其次，長期飲酒會促使肝臟增加酵素的製造，身體為了解酒，同時也將安眠藥一起分解掉了——總合結果就是：短期間如果沒有中毒，長時間下來安眠藥就得越吃越重。

如果不想再吃這麼多安眠藥，讓自己陷於中毒邊緣，助眠效果又不好——「戒酒」是最佳的選擇。不過，肝臟酵素的反應沒有那麼快，停止喝酒之後，也得耐心等待幾個月，肝臟才會恢復原狀，之後，安眠藥的劑量就能夠緩步減下來了。

第四、吃了安眠藥就上床

很多人有個「壞習慣」——喜歡吃了安眠藥之後，還要「利用時間」：看看電視、滑個手機、做個家事，等到「有感覺的時候」才去睡。這樣的習慣很危險，因為很多意外事故都是在這段期間發生的，例如：跌倒骨折、摔下樓梯、在浴室裡滑倒受傷等等。

其實，「頭暈」或「想睡的感覺」都不是準確的藥物啟動訊號，依靠它們來判斷該不該上床了，是完全不可靠的。往往藥物濃度已經到了可以入眠的程度，但沒有頭暈或是想睡的感覺，但只要閉眼躺床，就會睡著。

恰恰相反的，只要當事人還在活動，例如：看電視，睡意就一直不會出現。何必吃了藥卻又要與藥物對抗呢？這等於是強迫自己增加藥物的劑量，逼自己安眠藥成癮。如果吃了藥就躺床，入睡所需要的藥量就算不能減少，也不會增加。

第五、設定用藥時限

也有人很怕吃安眠藥，躺在床上睡不著，猶豫著該不該起來吃藥，拖著拖著，竟然就天亮了，一夜無眠，帶著黑眼圈與漿糊腦去上班。有的考慮到快清晨，終於決定吃藥，但剩下能睡的時間太短，結果沒睡飽，藥效又退不乾淨，頭暈腦脹。更有的時候，光是在考慮要吃或不吃，弄得心煩不已，根本不能睡。

這可怎麼辦呢？其實，只要回想過往自己所需的入睡時間是多少——是半個鐘頭呢？還是一個鐘頭？決定之後，超過這個時間，就斷然處置——吃藥吧！

建議不要拖過兩個小時，因為一般人能睡的時間大概只有八個小時，就要上班上學去了。拖太晚吃藥，能睡的時間被壓縮到不足六個小時，藥物能代謝的時間也太短，容易有藥物殘留，影響次日精神。

第六、按照能睡的時間酌減藥量

有些人的失眠是偶發性的，有時能睡，有時莫名其妙就是睡不著。

萬一當天晚上能睡的話呢？該不該吃藥？答案很簡單，直接去睡，不用吃藥，睡多久就算賺多久，萬一半夜醒了，怎麼都睡不著了，此時該怎麼辦？可以減半使用安眠藥，因為能睡的時間只剩一半，能代謝藥物的時間也是。如果睡一整夜的需要一顆，那半夜只能用半顆。如論如何，都比一開始不管能睡不能睡就先吃一顆的，省掉半顆的用量了。

第七、當晚安眠藥沒效就放棄，明天再說

有的病人遇到吃藥之後還是睡不著的時候，會無名火起，又多吃一份，如果還是睡不著，甚至會再吃一份。這實在是很危險的事情。因為每天的身體狀況不同，有的時候就是身體比較緊繃，或亢奮，白天有休息不太累，狀況太多了，藥物的劑量都一樣，當然無法迅速反應。這時應該就算了，閉眼休息就好，不要強迫加藥到非睡著不可。通常這種例外狀況，隔天就會調整回來。何況，只要繼續躺床，常常不小心又睡著，多少有休息到。

如果氣起來就亂吞藥的話，只會造成耐受性，下次原有藥量就不夠用了，得要往上加才行，不加高劑量，就根本睡不著。這就是安眠藥成癮

的開始。而且，身體代謝不了高劑量藥物，次日的藥物殘留會讓人頭重腳輕，很容易發生意外的。

上述就是臨床上使用安眠藥的七個訣竅，但願對你有幫助！

服藥原則❷

是不是能睡
就盡量不要吃安眠藥？

安眠藥只是治標，能睡就盡量不要吃——這是很多人的想法，連不少醫師也這樣想，聽起來也很合理，偏偏，它可能是錯的。

安眠藥固然只是治標，但治標也有治標的道理，不能說停就停，更不能自己想停就停。為什麼呢？原因有下列三點：

避免戒斷現象

不管是什麼藥物，或多或少都會改變身體的狀態。影響的層面通常很廣，從腦部、肝臟到肌肉系統，都可能受到影響。

以苯二氮平類安眠藥為例：當它長期使用時，腦部的「GABA-BZD複合體」就會發生調整，以適應這類藥物，體內的睡眠物質也會因為安眠藥的使用而減少生產與分泌。一旦藥物突然停止，壓制的力量消失，原本的症狀就會反彈，就像用手把皮球壓入水中，突然鬆手，球會浮上水面，甚至彈出來。此時，失眠、多夢、發抖、焦慮、肌肉緊繃的症狀就會立刻出現，而且比原來更加嚴重。要是患者原本的藥量就不低，或者有腦傷的病史，甚至可能誘發癲癇。

老實說：身為醫護人員，我們不怕病人BZD過量，卻很怕病人突然停用BZD，因為突然停用後出現的戒斷現象，往往來得又急又凶，對身體的傷害性更大，甚至會有危險。

一般停藥後的失眠，前幾天都特別嚴重，然後漸次減弱，大約要兩週才能完全穩定，回到原本的狀態，恢復正常的睡眠。許多患者不明其理，一覺失眠有所改善，就立刻停藥，停藥性失眠隨即發生。由於初期的症狀特別嚴重，先前使用的藥物劑量可能不足以應付，尤其心慌意亂下，可能更加睡不著。最後，大多數人就會自行加重劑量，不但加深了藥物的依賴，還加重了心中對失眠的恐懼感。所以，減藥的過程要緩慢且少量的減藥，太急著把藥減光，會有戒斷的不適。此外，自我的期許過高，反而心理更焦慮，適得其反。畢竟，改變是需要時間的。

所以，若你吃藥吃了一段時間，每天都能睡，自覺病好了，就把藥物給停掉，那麼你得有心理準備：非常有可能會再度失眠，而且情形更加嚴重，要再次控制下來，說不定還得提高藥量才行。

千萬不要拿自己的身體開玩笑。

避免形成制約性失眠

長期使用安眠藥後，不能隨便停，因為會有戒斷現象。但是，短期使用呢？那就沒關係了吧？

短期使用安眠藥，確實不太會有戒斷現象，但是也不能把藥說停就停，為什麼呢？

要探究這問題，就得回到一百年前，從俄羅斯心理學大師巴夫洛夫的實驗談起。當時，巴夫洛夫抓了一條狗來，讓牠看一盆食物。很自然的，狗流下了口水。過了幾個小時，在狗兒旁邊搖鈴，狗兒無動於衷。

隨後，巴夫洛夫在以後幾次餵食前，都先行搖鈴，狗兒自然也流下了口水。

重複幾次後，巴夫洛夫不再餵食，只是搖鈴而已，很神奇的，狗兒也流下了口水。

原本搖鈴沒有反應，為什麼後來就會流下口水？

巴夫洛夫認為，這是生物的一種行為形成方式，他取名為古典制約反應：因為每次食物出現時，都會有鈴聲，時間一久，鈴聲的效果就像食物出現一樣，都會讓狗兒流口水。

古典制約反應被發現之後，學者又發現了操作制約反應，透過後續的認知心理學的研究，制約反應的理論越來越完備，也能解釋很多人類的行為。

安眠藥使用方式不當，也會造成不適當的制約，再加上區辨效應，失眠會變得更加頑固，難以治療。試想：每次服藥，就能睡覺；每次不服藥，就睡不著，時間一久，身體自然會注意這幾顆小小的藥丸。藥物一吃，睡意就來，藥物沒吃，一顆心就開始忐忑不安——會不會又失眠了？有些人甚至會出現安慰效果，旁人拿維生素冒充安眠藥，服用後也能呼呼大睡。

如此，就是心理上特別在意有沒有吃藥：每次故意不吃藥、想試試看能不能睡，就好像變身易容，想騙過睡神似的。結果就是越試越緊張，不能放鬆，強迫自己入睡，越是睡不著。

結果，一不吃藥，腦海就會浮現「不知道能不能睡」的想法，吃藥也怕，不吃藥也怕，患得患失之餘，更是睡不著，印證了「不吃就不能睡」的刻板印象，惡性循環之下，安眠藥就真的戒不掉了。

安眠藥可能具有其他作用

就如先前所述：安眠藥不只有安眠的效果。苯二氮平類安眠藥可以治療肌肉緊繃、焦慮、酒精戒斷症狀；抗憂鬱劑可以治療憂鬱；抗精神病藥可以治療精神症狀、譫妄等問題；抗組織胺可以治療過敏反應、感冒等——如果原來的病因沒有治療及改善之前，還是有許多症狀存在，如失眠等，突然停藥，不但沒有達到治本目的，連治標也成了問題。

所以，若要停用安眠藥，一定得跟醫師好好談過，訂定雙方都能了解且同意的治療或減藥計畫，千萬不要自行停藥。就算醫師單方面決定開始停藥，他也不會說停就停，通常會慢慢減量下來，先是少吃半顆，若仍舊能睡，過幾個禮拜後，再少吃半顆，越減越少，越減越慢，讓身體慢慢地適應，症狀逐漸地改善，到最後就全部停掉。這就像小孩子學騎腳踏車一樣，先是爸爸在後面抓著，保持平衡，等到騎得平穩了，雙手力氣越放越輕，到最後，就完全放掉，小孩子就能自己騎了——試想，要是小孩踩兩下，爸爸就放手一次，讓小孩跌得鼻青臉腫，以後小孩一定會時時刻刻注意爸爸是否抓住車尾，萬一沒有，就會緊張起來，轉眼就跌倒了。爸爸的手就像安眠藥，騎車就像睡覺，倘若能吃藥就停、失眠再吃，你的身體就會像這個可憐的小孩一樣，父親三不五時就放手一次，讓他時時刻刻處在跌跤的恐懼中，越是強化對失眠的不安，到最後不靠安眠藥就不能睡。這豈非適得其反？

服藥原則❸

睡到半夜醒來又睡不著，能不能再吃一顆安眠藥？

有人睡到兩、三點，就悠悠醒轉。此刻，四下靜悄悄的，人人都在沉睡，偏偏自己清醒得要命，面對漫漫長夜，不知該如何是好。

有人會想：「我能不能再吃一顆安眠藥？」

其實這沒有一個定論。吃不吃，必須視當時的狀況而定。

第一個要考量的是：是不是有一些會讓人放心不下的事，一直牽掛在腦中，因而干擾了睡眠，最常見的，就是睡前喝了太多飲料、茶湯、火鍋等等，解決的辦法就是：晚餐以後不喝湯，睡前少喝水、飲料、咖啡、可樂（都含咖啡因），上床前尿乾淨。

而且，起床之後，要避免光照強烈的地方，不能看電視，不能把燈都開亮，更不能喝咖啡或抽菸（興奮劑），至於打電動，更是不可以。如果都辦得到，回去躺躺看十分鐘，說不定還能再睡著。

如果真的還是睡不著，那麼，要考量的地方是：再吃一顆，會不會影響第二天的清醒程度？會不會超量？會不會干擾睡眠週期？長期如此，會不會造成依賴性？

找出半夜醒來的原因

以目前的苯二氮平類藥物安全性而言，超量是不至於，即使副效型安眠藥也是一樣。比較可能有問題的是「會不會影響第二天的清醒程度」。

因為大多數的安眠藥半生期都在十個小時以上，這也就是說：吃了一顆藥，得花十個小時才能把吸收到的部分代謝掉一半。當然，藥物不會全部被吸收，你我也不需要等到全部藥物都被代謝掉之後才會清醒，但倘若殘留的藥物濃度過高，那就有可能造成第二天的不適，包括：昏昏沉沉、運動協調不佳、肌肉過度鬆弛，倘若你正好在開車或操作機器，就有可能發生危險。

所以，只有藥效很短的安眠藥，才能達到期待的效果。在台灣，常見的藥物中，足以符合這個需求的只有：Zolpidem與Triazolam兩者——它們的藥效可以短到只有兩、三個小時。不過，要是肝臟功能不佳，或是有其他方面的身體問題，那藥物就可能在體內停留過久，一樣不適合在半夜加吃。但是Triazolam的生理依賴性較強，容易上癮，需稍加小心用量，最好不要自行加藥。

即使如此，也要考量剩餘時間多少、第二天有什麼事情需要處理，才能決定。你必須先考慮清楚下列幾件事：

1. 這藥物對我而言，藥效會持續多久？
2. 距離天亮的時間還有多久？
3. 倘若不再睡了，影響有多大？
4. 第二天有重要的事情要處理嗎？

倘若你經常面對這困擾，那最好的方式是在門診時與醫師討論清楚，找出半夜醒來的原因——也許是家人回家、也許是四周環境吵雜，能處理的先處理，也許得先改變藥物，這才是解決之道。

半夜會醒來，不等同於失眠問題

其實正常的睡眠，前半夜會睡得較沉，對外界較沒知覺，後半夜則越來越淺，片段，且多夢。幾乎每個人都有過這樣的經驗——午夜夢迴，翻個身又睡著了，或者爬起來上個廁所，回來又倒頭就睡。但是這不代表失眠，很多人不了解，以為一覺到天亮才是正常的，因此造成恐懼，急著要趕快再度入睡，反而睡不著，特別是經常失眠者，害怕半夜睡不著，恐懼感會更強烈，有些人躺煩了，甚至爬起來抽根菸，卻因為香菸的刺激性而更睡不著。

有些人則是因有壓力、煩人的事，或者擔心睡不好、明天沒有足夠的精神或體力工作，半夜稍微清醒，壓力就立刻湧上來，全身發熱，焦慮緊張煩躁不安。試想：睡眠是需要身心放鬆才睡得好的，這樣子不是更難入睡嗎？

一些平時沒失眠，或者長期失眠已經獲得穩定控制的患者，突然再度失眠了，一定得想一想：「是什麼原因讓我睡不著？」影響或惡化睡眠的因素是什麼？失眠那天和平時有沒有什麼不同？壓力與情緒方面？所見所思所慮？這些都可能是關鍵所在。倘若能找出原因，解決或調整後就可能可以改善，而不是拚命改藥或加藥。就算一時難以改善，至少弄清楚原因，知道自己不是生病或莫名其妙失眠，也會對自己保持心平氣和有所幫助。

這些問題都得跟醫師好好討論，以根本解決問題。如果距離門診時間尚遠，而失眠又真的很痛苦，那加吃一顆BZD來救急，倒也無妨，但你得先做好安排，第二天的事得先擱著，以後再做了。

服藥原則④

白天能不能吃安眠藥？

很多人失眠了，第二天非常沒精神，想睡又睡不著，便有個想法：白天能不能吃顆安眠藥？好好睡個覺，舒服些？

其實，關鍵不在於「白天能不能吃安眠藥？」，而是「白天適不適合睡覺？」如果要更精確的講，那就是：「對你而言，你有沒有白天睡覺的本錢？而你到底偏好白天、還是晚上睡覺？」

搞清楚你的睡眠週期

人有生物時鐘，也有一定的睡眠週期，倘若打亂了，睡眠品質就會下降，白天精神也會變差。很多需要輪班的工作，諸如：護理師、機房工作者等等，都飽受睡眠週期紊亂之苦。一旦作息亂了，要調整就得花上好幾個月的時間，在這段時間之中，你可能一直沒精神，睡也睡不好，醒也不夠醒。

有人認為：晚上睡不好，白天沒精神，不「補眠」是受不了的。這想法沒錯，但是短期間沒關係，長期下來，生物時鐘紊亂，弊多於利。更何況睡眠的目的是恢復體力與精神，如果白天長時間休息或淺眠，不僅沒有消耗體力或精神，反而是一種補充，到了晚上，身體對於睡眠的需求減少，更是睡不著了。

白天吃安眠藥，等於是加速破壞這睡眠週期，生物時鐘更是混亂，到了晚間，就更容易失眠——倘若要睡，藥量就得加重，對身體一點好處也沒有，甚至會因為藥性過重、殘留到白天的緣故，更加昏昏沉沉、難受不堪。

但是，就如先前所說的，並不是每一個人都喜歡白天清醒、夜間睡覺的生活。有一定比例的人，在自然的狀況，就是會偏好於夜間清醒、白天睡覺的生活，在許多國家，都將前者稱為早鳥型或A型人；後者則稱為夜梟型或B型人。弄清楚自己「不想入睡」的強度，有助於調整自己的睡眠策略，幫助你認識自己的身體：如果可能，你可以選擇改變自己的睡眠偏好，進一步選擇你想要的工作。

維持規律作息

一開始所說的，都是針對早鳥型的人來講的；倘若你是夜梟型的，越到晚上，精神越好，而你所發展的職業，又是能夠容許你這種生活的方式，例如：藝術家、夜班工人等，那麼，白天要入睡前吃安眠藥反而是正常的，夜晚要工作的時候，就不適合吃安眠藥來讓自己小睡片刻。你跟早鳥型的人一樣，你需要的是維持規律的作息，你的白天就是別人的晚上，你的晚上就是別人的白天，此時，白天吃藥睡覺當然沒關係，也沒辦法——但不是每個人都適合長期日夜顛倒的生活。

總而言之，維持穩定而規律的作息是非常重要的。安眠藥只能用來協助我們去建立規律作息，不能用它來「破壞」作息的規律。除非你已經確定接下來的生活都是晨昏顛倒，譬如說：一連上兩個月的大夜班等；或者基於治療的需求（一些特殊的疾病），醫師建議如此使用，否則，白天吃安眠藥來睡覺，只是飲鴆止渴而已。

服藥原則5

使用安眠藥時，能抽菸、喝酒、服中藥或西藥嗎？

藥物的種類很多種，任誰也記不完全，通常，只有該科的醫師才會記得該科藥物的交互作用，所以，倘若你同時看診多科，又擔心安眠藥會跟其他藥物「相衝」，那麼，你可能得一科一科地問。

不過，除非疾病特殊，體質特殊，用藥也特殊，否則安眠藥與其他藥物的交互作用，還是可以歸納到下列幾個方面：

抽菸

基本上，香菸裡頭含有尼古丁，那是一種興奮劑，在睡前抽菸，會影響睡眠，造成入睡困難；就算抽菸已久，菸癮也大的人，抽菸之後照睡不誤，但是睡眠的結構也會遭到破壞，睡眠品質就會下降，最明顯的感覺就是：淺眠、多夢，第二天起來，有睡好像沒睡一樣；即使將抽菸時間都集中在白天，尼古丁也會增強肝臟的代謝酶的功能，加速分解各種藥物，讓安眠藥的劑量得加重才行。

但是菸癮大的人，在戒菸期間，確實會出現戒斷現象，讓人感覺到心煩意亂、躁動、無法放鬆成眠的現象。這情形會持續到戒菸成功之後，才會改善。

中藥

純就藥理而言，中藥頗多會跟肝臟的代謝酶作用，有些會抑制肝臟功能，讓肝臟無法把安眠藥給代謝掉，造成血液中的安眠藥濃度上升，可能會造成藥效增強，整天昏睡，也可能造成肌肉無力、過度放鬆、噁心、嘔吐等副作用。有些中藥則會加速肝臟代謝速度，結果安眠藥才吃沒多久，很快就被肝臟給代謝掉了，沒有辦法發揮安眠的效果，原本可能可以睡八個小時的，吃了中藥之後，反而只能睡三個小時。

除了代謝的問題以外，中藥常會具有抗乙醯膽鹼的效果，後面會提及相關的影響。另外，中藥也可能干擾許多神經傳導物質的運作，造成一些不可預測的結果。

不過，臨床上因為合併服用中藥與安眠藥而發生危險的例子不太常見，除非是一些特殊的體質，不然，遇到問題的機會不大。不過，使用前還是先請教中醫師為宜。

中樞神經抑制劑（包括：酒精）

安眠藥本身就是「中樞神經抑制劑」，所以，幾乎所有的安眠藥，都會跟「中樞神經抑制劑」作用，彼此增強，產生更強大的效果。

所謂中樞神經抑制劑，包括：酒精、巴比妥鹽、鴉片、BZD，以及抗組織胺等。這些會壓抑中樞神經，發揮安眠、鎮定等作用的藥物，都算是中樞神經抑制劑。

這類藥物會增強彼此的腦部抑制能力，即使兩者都在安全劑量底下，也可能出現明顯的副作用，諸如：運動協調不能、短期記憶喪失、失控行為、整天昏昏欲睡等等，更嚴重時，可能造成呼吸抑制，甚至死亡。

肝臟代謝酶抑制劑與增進劑

絕大部分的安眠藥都是由肝臟所代謝，一旦肝臟的代謝作用受到抑制或增強，那麼安眠藥的濃度就會改變，效果也會受到影響。

最容易抑制肝臟代謝酶的藥物就是SSRI（選擇性血清素再吸收抑制劑），如有名的百憂解，這一系列的抗憂鬱劑，以及其後的SARI、SNRI

之類的抗憂鬱劑，都可能抑制肝臟代謝酶P450底下的特定媒，減緩藥物的代謝速度，增強安眠藥的作用，也增加副作用與毒性症狀的出現頻率。

相反的，吸菸、使用Carbamazepine（一種抗癲癇的藥物，也可以用於躁症的治療），甚至使用安眠藥本身，也會增強肝臟代謝酶的作用，結果就是導致安眠藥被加速代謝，作用時間縮短。

胃腸道作用劑

由於安眠藥多是透過口服方式給劑，腸胃道功能、進食與否都可能影響藥物吸收。有些藥物會與之結合成不能吸收的物質，那麼就會影響安眠藥的吸收；有些會加速胃腸道蠕動，結果就是讓安眠藥快速通過腸子，來不及吸收就排泄掉；有些會抑制胃腸道蠕動，安眠藥就會停留在胃腸道裡，吸收完全。有些腸胃藥如治療胃潰瘍的Cimetidine，也會造成肝臟代謝速度減緩，使安眠藥在血中濃度增加。

抗乙醯膽鹼作用劑

抗乙醯膽鹼作用劑會造成胃腸道蠕動減緩，影響安眠藥的吸收，有些安眠藥也會有輕微的乙醯膽鹼作用，加上服用有抗乙醯膽鹼作用的輔助性安眠藥，例如：抗組織胺、三環抗鬱劑、抗精神病藥物等，影響就會不小。

有許多藥物（如胃腸藥）、甚至中藥，都會具有抗乙醯膽鹼的作用，一旦合併使用，效果可能就會倍增，一旦作用太強時，可能會有口乾舌燥、便祕、排尿困難、攝護腺肥大惡化、青光眼惡化等現象；也可能影響心臟功能，導致心律不整；症狀嚴重時，甚至可能造成意識昏迷、死亡等現象。

老年人對於抗乙醯膽鹼的效應很敏感，容易造成精神混亂及意識不清楚，而效果強烈、作用時間過長，或劑量過高的安眠藥，更容易造成意識不清，如果這些藥物併用，那危險性就更大了，要特別小心才行。

其他

三環抗鬱劑與抗高血壓藥物併用時，抗高血壓藥物可能失效；與興奮劑併用時，可能會有心臟毒性，必須避免。與口服避孕藥一起併用時，三環抗鬱劑的代謝會加快，作用時間可能減低。

上述的幾種作用，只是較為常見的問題，實際上，藥物之間的交互作用遠多於這些。所以，不要自行購買藥物服用；就醫時，也要問清楚，不必不好意思。甚至，因為新藥不斷推陳出新，連醫師有時候都可能在小細節處搞混——想弄清楚的話，最好的辦法，就是去找尋該藥物的「仿單」：它可以當成是藥物的說明書，針對實際上要服用的藥物，去了解彼此之間的交互作用。

但是也不必過於擔心藥物與藥物之間的衝突：醫師長期執業的過程中，都會有一些配套的安眠藥處方，是自己研究分析最久、使用機率最頻繁的搭配方式，這些經過醫師長期執業的千錘百鍊後，是不太容易出問題的。

服藥原則❻

減藥時要注意什麼？

在很多精神作用藥裡面，主效型的安眠藥，包括苯二氮平類安眠藥（BZD），與非苯二氮平類安眠藥（NBZD, Z-Drug）都一樣，都會被標註一個很明顯的標記：本類藥物在增加的時候，只要劑量提升不是很快，或是患者本身有什麼特殊的肝腎或其他疾病，「增加劑量」是比較安全的：副作用可能會出現，但只要不要多重藥物併用，或者極大量藥物使用，一般不會怎樣，簡單講：就算是遇到自殺的個案，只要還來得及，問題也不複雜，醫院接到安眠藥中毒的個案，而急診也備有活性碳與解毒劑（Flumazenil），處理上也還難不倒醫師。

主效型安眠藥須注意戒斷問題

相反的，只要是精神醫學的書，上面就會註記：本類藥物的「戒斷（Withdrawal）」是非常嚴重而且不可掉以輕心的問題，特別是長期大量服用安眠藥的患者，突然有一天下定決心，要洗心革面，重新做人，戒除一切藥物，不再依賴這些精神作用藥物，要專心於生活上面，還象徵性的，把一大包的藥物統統扔進垃圾桶裡——這下子，問題可就大了。

倘若他丟到垃圾桶的，統統是安眠藥以外的藥物，諸如：抗憂鬱劑、抗精神病藥、情緒穩定劑（鋰鹽或抗癲癇藥物）、興奮劑（例如：過動症的治療劑）等等，那問題還不大；如果他扔進去的，是安眠藥，而且還是他大量長期服用的安眠藥，那就要看他使用的安眠藥性質，越長效的，戒斷現象出現越慢，越短效的，戒斷現象出現越快，而且會反反覆覆，好了又發，大約從二十四小時到數週都有可能。

驟然停藥可能的戒斷症狀

常見於突然停藥的症狀有：疼痛、躁動不安、靜坐不能、焦慮、恐慌發作、視力模糊、胸痛、喪失自我感（depersonalization）、喪失現實感（derealization）、輕度到重度憂鬱症、自殺意念、腹瀉、瞳孔散大、頭暈、複視、口乾、煩躁不安、有觸電的感覺、血壓上升、疲勞和虛弱、流行性感冒的症狀、胃腸道問題、聽力障礙、頭痛、冷熱覺變異、嗜睡、入睡前幻覺、慮病症、對觸覺異常敏感、對聲音異常敏感、頻尿、優柔寡斷、失眠、注意力無法集中、記憶力和注意力下降、食慾不振和體重減輕、口中有種金屬味覺、輕度至中度失語、情緒波動、肌肉痙攣，絞痛或肌束震顫、噁心和嘔吐、夢魘、麻木和刺痛、強迫症、感覺異常、偏執狂、畏光、姿態性低血壓、快速眼動睡眠反彈、耳鳴。

比較嚴重的症狀是：

1. 僵張狀態（Catatonia）
2. 紊亂與抽搐（Confusion & Convulsion）
3. 昏迷（Coma）
4. 震顫譫妄（Delirium tremens）
5. 妄想（Delusions）
6. 幻覺（Hallucinations）
7. 殺人意圖（Homicidal ideations）
8. 自殺意圖（Suicidal ideation）
9. 自殺（Suicide）
10. 躁症發作（Mania）
11. 類似抗精神藥物惡性症候群（Neuroleptic malignant syndrome）的症狀：意識狀況改變、肌肉僵直、高體溫 （超過攝氏41度）、自律神經功能異常
12. 創傷後壓力症候群（PTSD）
13. 精神病發作

14. 性急，以至於吼叫、丟東西、破壞、傷害他人、出現暴力

當上述現象出現時，若不加以緊急處理，均有可能導致死亡的風險，甚至可能造成其他人的生命危險。

絕對不可以私下停掉安眠藥（特別是大量且長期使用者）

上述的症狀看起來很可怕，其實，真正會出現的機率，少之又少，除非你是一天吃上五、六十顆安眠藥，然後說減就減，打死不看醫師；要不然，任何一位醫師都可以協助你減藥，而每一位醫師都會看你的狀況、用藥時間、用藥劑量、藥物特性來加以減量的。因此，找到一位願意協助你減量的醫師，比什麼都重要。

而現在國內的原廠藥越來越少，到處都充斥著低廉的學名藥，因此，到底一種藥物可以容忍多快的速度減量，高度依賴醫師的臨床經驗。

減藥是以「減半」為原則的

很多人並不明白，以為自己只剩下一顆安眠藥，不吃就不吃，果然就失眠了。事實上，藥物在增量時，是以加倍的概念在計算的，半顆到

一顆是一倍，一顆到兩顆也是一倍，兩顆到四顆也是一倍，四顆到八顆也是一倍，八顆到十六顆也是一倍。當然，超過兩顆時，就已經超越合理的用藥範圍了，醫師不會這樣開，但是我會這樣強調的意思是要讓讀者明白：十六顆減到八顆、八顆減到四顆、四顆減到兩顆、兩顆減到一顆、一顆減到半顆、半顆減到四分之一顆的動作，其實意義是差不多的。當然，藥物動力學與藥物作用學專家一定可以立刻拿出一堆數據來反駁：那莫非十六顆增加到三十二顆也是一倍？

當然，每顆藥物的反應統統會不一樣，但我強調的重點不在此，而是在於回到本章的主題——如何減藥？撇開那堆繁雜的藥物動力學與作用學，臨床上，減藥者一定要有一個認知，當藥量越少，越是要慎重，當你減到剩一顆時，接下來的動作：每一次的折半，都宛若十六顆減到八顆一樣的艱鉅：二分之一、四分之一、八分之一，直到停止——越少，越是要慎重，越是要小心；雖然你的心中不斷會有聲音告訴你：就差那麼一步，快快快，只差那一點點了；但是你還是得很小心，劑量越小，越是難減。

願意跟你合作減藥的醫師很重要

找到一位願意跟你合作的醫師，雙方保持互信，慢慢的減藥。偶爾，你會很順利的減下來；偶爾，你又會因為俗務煩心而退了回去，但是不要心急，更不要氣餒，誠實的回應著你的狀況，讓你的醫師能幫你找到最好的方式。

特定族群❶

熟年後使用安眠藥的原則及其他

隨著年齡增長，失眠的問題會增加，在熟年之後，失眠的情形還頗常見的：許多人在年輕時即有失眠的症狀，一直持續到熟年以後；有些人則在進入老年後，因為失智症的發展而出現失眠的現象；還有一些人是因為適應力變差，社會資源變少，情緒容易變化，憂鬱、焦慮的情形增加，因而導致失眠。

不管什麼原因，熟年後的失眠是頗為常見的，許多也到了需要治療的程度，但是，隨著年齡的增長，身體的各種機能也會跟著變化，藥物對於熟年後的身體，影響自然不同，在使用藥物時，必須多加斟酌。

底下列出幾種熟年後常見的身體變化，這些變化都跟藥物使用有關，必須多加考量：

1. 藥物分布體積下降

2. 肝臟功能減退

3. 腎臟功能減退

4. 神經功能改變

5. 身心代償能力下降

所謂藥物分布體積下降，指的是：熟年後——特別是進入老年，身體質量下降，可供藥物分布的區域就減少，試想：同樣一顆藥，給一名大漢與一名中年人吃下，組織內的藥物濃度自然不同。熟年後的身體組織量少，「噸位」小，藥物濃度自然會上升。

其次熟年後的肝臟功能減退，代謝藥物的速率就會下降，藥物濃度也會上升。腎臟功能在四十歲以後加速減退，會減少藥物與代謝產物排出體外的速度，藥物在體內停留的時間相對更久，藥效持續時間就會增長。此外，一般藥物多半會與血液中的白蛋白結合，因而減低藥效，只有未被結合的藥物才有效。這是一種正常的現象。熟年後的白蛋白會開始下降，藥物與白蛋白結合的少，游離的多，藥效就會增強。

肝臟腎臟功能影響以外，神經系統對於藥物的敏感度也會變化，即使體內的藥物濃度相同，對中樞神經的影響卻不一樣。熟年時期還好，到了老年，腦重量減少，神經突的量亦減少，細胞耗損增加，因此，老年人很容易受藥物影響而鎮定過度。

再加上熟年後適應能力也不如以前，不管是生理上或心理上，代償能力都會變差。在生理方面，一個常見的例子是：吃了安眠藥，肌肉過度鬆弛，半夜醒來，想去上廁所，年輕人即使昏昏沉沉，還是能勉強走到廁所，熟年後可能就要扶著家具，而老年人則可能才一下床，就在床邊跌倒了。

這就是因為年紀越大，代償能力就會越差，稍微過量就可能出現問題，而老年人最怕跌倒，一旦跌倒後，很多問題就會跟著來。不只如此，老人還容易發生譫妄、意識不清、自制力降低等現象。

老人代謝差，藥效短是較佳選擇

以目前使用的安眠藥物來講，輔助性的安眠藥物之中，三環抗鬱劑、抗精神病藥的副作用都太強了，容易影響老人的記憶功能、意識狀態，也可能影響心臟與血管系統，所以除非必要，否則不要使用在老人身上。Trazodone幾乎沒有抗乙醯膽鹼的作用，但是具有抗甲型腎上腺素的作用，會造成姿勢性低血壓，老人服用後，起床時很容易因為腦部缺血而昏倒，增加外傷與缺血性中風的危險，所以使用時也需三思。抗組織胺類安眠藥雖然較溫和，但是多數抗組織胺藥物本身也會有抗乙醯膽鹼的作用，使用上需要多加小心。四十歲到六十五歲之間的熟年世代受到的影響雖然還沒那麼大，但也要比較注意。

所以，不管怎樣，年齡增長，若要使用安眠藥，最好還是使用較為安全的苯二氮平類或非苯二氮平類藥物，後者針對Alpha-1作用，比較不會有認知障礙、記憶力缺損的問題。即使如此，如果年紀超過六十五歲，使用上也得盡量選擇藥效短、半生期短的藥物，理由是老人的代謝功能差，長效的藥物很容易因為作用時間太長，前一次的藥物還沒代謝完，新的藥物又被吃下去了，藥物就在體內慢慢累積，濃度越來越高，可能導致中毒。此外，劑量低一點，調整的步調也得和緩一些。

其次是，如果年齡較大，或是身材過於瘦弱，盡量選擇肌肉鬆弛作用小的安眠藥。因為老人肌力差，肌肉過度鬆弛，會有跌倒的危險。

退休族，心態需調適

最後要注意的是：中老年人的心理問題，特別是剛退休的族群。

一如先前章節所述，安眠藥是一種橫跨在心理與生理之間的藥物，對於人類心靈的影響，絕對不小於生理的影響。

即使退休族已經遠離社會的核心，他們依舊會緬懷自己仍高度參與這個社會的年代，但是，這個社會到底給退休族什麼角色呢？

對於女性，退休的衝擊通常小於男性，因為女性在社會中，通常比較能夠融入多元的團體；但是對於男性，老實說，支持系統實在不多。其實，從熟年時代開始，許多人就開始面對孤獨感，一種如附骨之蛆的寂寥；白天，還可以用工作來驅趕這些感覺，到了夜闌人靜，每一分每一秒，都可以說是一種特殊的凌遲：什麼都不缺，卻什麼也不擁有。

一個人如果不能在熟年世代開始，就開始為自己的下半輩子著想：思考自己可以做的事、可以過的生活型態、可以往來的社交生活，那到了退休，可真的是一無所有。

因此，我們要開立安眠藥給老人之前，我們得先思考再三：他要的，究竟是一個生活，還是一個可以把不知道怎麼打發的時間給睡掉的藥物？還是，他真的有睡眠上的障礙？

心病還須心藥醫

雖然相關的熟年研究還剛在起步，國內更是缺乏相關的數據，但是，要是仔細多問幾句，你就會發現：老人要的根本不是安眠藥，而是陪伴。

就像一名個案告訴我的：她身為長媳，快被她的公公氣死了，原來是因為，她的公公喜歡抱怨身上的病痛，當然，也少不了失眠；可是，不管她安排了多少的檢查，帶他看過了多少的醫師，都找不到病因。

「那我問你好了。」我說。「如果有人能找到原因，對症下藥，之後，你打算怎麼做？」

這位媳婦誇張的小小的歡呼了一下。「那就太好了。我就自由了！我要去過我的人生了。我的小孩也都念大學了，我要趁現在，體力好的時候，到處去遊山玩水。」

「所以，你還會去看你公公嗎？」

這名婦人有點尷尬。「偶爾啦，不過不會像現在這麼勤，倒是真的。」

「那我告訴你，如果我是你公公，我的病也不會好，因為好了，你們統統都不來看我了。」

預防重於治療。最好不要期待別人，從自己做起，年紀不是安眠藥的禁忌症，只是年齡增長所帶來的失眠需要「心藥」才能治療，而且要從熟年時代就開始服起。

特定族群❷

懷孕或哺乳時能吃安眠藥嗎？

短短幾個月之中，一顆受精卵，就能迅速複製、分化成為一個胎兒，在這期間，無數的基因被解碼，無數的蛋白質被合成，胚胎尋著精密的設計圖，飛快的建構著自己。設計不容有誤，稍一差池，可能就是遺憾終身的先天畸形。母體保護著胚胎的發展，透過胎盤提供養分、隔絕毒物，並利用羊水保護著胎兒。

萬一某些物質能通過胎盤時，它就能進入胎兒的身體：這也許只有暫時性的影響，但也可能造成遺憾終身的結果，影響的層面包含了：「畸形」、「生產過程不順」、「胎兒剛生產時的問題」與「長期的認知或行為發展異常」。目前對於前三項的資料較豐富，對於第四項的研究就相當缺乏。

很可惜的，絕大多數的安眠藥都會穿過胎盤，也會對胎兒發生影響，所以使用上就有諸多禁忌。特別在懷孕的前三個月，是胎兒發育的關鍵期，非常敏感，易受外界的破壞，所以這段時間內，能不要用藥就不要用——最好是完全不要使用。

臨盆前三個月，是胎兒即將與世人見面的時節，很快的，胎兒就會與母體分離，過起自己的生活。倘若此時因為母親長時間持續大量使用安眠藥，出生後，嬰兒體內的安眠藥濃度就會開始下降，造成戒斷現象。

相較之下，懷孕中期是較為安全的時期：胎兒的發育已經較上軌道了，但還沒到要出世的時候，藥物對它的傷害性較少，但即使如此，安眠藥還是可能影響胎兒腦部發育，危險性也是得考慮。

根據美國與澳洲的孕婦用藥安全分類，一共分為五級——

A	針對孕婦所做的研究中，有足夠的證據證明用於懷孕初期及後期皆不會造成胎兒之危害。
B	動物實驗證實對胎兒無害但缺乏足夠的孕婦實驗；或動物實驗有副作用報告，但孕婦實驗無法證明對懷孕初期及後期之胎兒有害。
C	動物實驗顯示對胎兒有害但缺乏控制良好的孕婦實驗；或缺乏動物實驗或孕婦實驗數據。
D	已有實驗證實對人類胎兒之危害；但緊急或必要時權衡利害之使用仍可接受。
X	動物實驗及／或孕婦實驗業已證實對胎兒有害，且使用後其危害明顯大於其益處。

主效型vs.副效型，差異非常大

向來以安全性見長的主效型安眠藥（主要作用就是安眠藥）：苯二氮平類安眠藥與非苯二氮平類安眠藥在孕婦用藥安全性上面，表現都不甚理想，大約分布在C級、D級，甚至X級這三級之間，這意思就是說：有些主效型的安眠藥在懷孕期間，連吃都不能吃；多數則為有害，但是只要醫師判斷之後，認為有其必要，那還是可以吃；少數則為對人體影響尚未清楚，使用上依舊需要醫師的專業判斷。

此時，副作用一大堆的副效型安眠藥（利用嗜睡副作用來幫助睡眠的藥物），反而有令人出乎意料的好表現，絕大多數保持在C級與D級之間，甚至有少數B級的安眠藥——這件事對於有長期失眠問題的婦女，當她們懷孕時，可是一個天大的福音：試想，孕婦到了大腹便便的時候，如果遭到失眠問題困擾，常見的紓壓方式，諸如：腹式呼吸、運動、精油、SPA等等，都因為體型的關係而難以進行，偏偏又沒有任何藥物可以派得上用場，那豈不是要讓正需要多休息的孕婦輾轉反側，難以入眠？有了個B級的安眠藥，雖然效果遠不如主效型安眠藥，但至少不至於束手無策。

具有嗜睡效果的抗憂鬱劑與抗精神病藥在孕婦用藥安全上，均屬於C級。

至於第一代的抗組織胺，例如：Diphenhydramine之類的，通常對孕婦與胎兒影響不大，有的甚至可以達到B級的程度。市面上所謂的助眠劑（成藥），也幾乎都是屬於這類藥物。所以，一旦遇到了失眠的孕婦，抗組織胺往往成為最重要的助眠工具，只是它的效果不如主效型安眠藥，因此孕婦在懷孕前，最好能盡可能減藥，讓每日用量少一點；懷孕期間作息規律一點，放輕鬆些，安心懷孕（若做不到，那就不應該懷孕），讓副效型安眠藥可以在懷孕期間，支撐住沒有主效型安眠藥可用的空窗期。

哺乳婦女更要注意

至於哺乳方面，大多數的主效型安眠藥或副效型安眠藥統統可以透過乳汁分泌，而影響到胎兒，造成疲倦無力、嗜睡、反應降低及體重減輕的症狀。

所以哺乳期間，安眠藥的使用反而更加嚴格，最好是全部的藥物都暫時停止使用，如果做不到，那就可能得放棄親自哺乳的經驗了。一個常見的例子就是：哺乳期之婦女，因為產後憂鬱症而引起嚴重失眠，必須接受藥物治療，而且減藥不得（有產後憂鬱症），只好改用替代的乳品——雖然母乳還是最好的。

特定族群❸

小孩能吃安眠藥嗎？

從生理的角度上來看，小孩的身體跟大人不一樣，在用藥上得特別小心，因為適用在成人的藥物動力學：吸收、分布、代謝與消除四大領域，在小孩身上都不太一樣——

從吸收的角度來看，小孩腸道短，但蠕動相對也慢：藥物若是含有抗乙醯膽鹼之類的作用，很容易讓蠕動下降，造成便祕；相對的，若有刺激腸蠕動的物質存在，就會反過來造成腹瀉；再加上小孩的肝臟代謝功能高於成人，吃進去的藥物被破壞的比例可能上升，但也可能因為某些代謝酶的功能還不完整，導致藥物被破壞的比例減少：總合下來，就是不穩定性大幅上升，我們很難控制藥物停留在小孩腸道的時間，就很難知道到底吸收了多少。

從分布的角度來看，小孩的體積小，能分布的空間相對小很多，小孩的血漿蛋白總量少，脂肪組織也少，能容納藥物的空間就更少了，這會導致實際發生效果的游離態藥物分子變動很大，可能前一刻藥物濃度不足，沒有反應；轉眼間，藥物濃度就快速上升，造成中毒現象。

從代謝與消除的角度來看，小孩的肝臟代謝酶未必已經成熟，但有些代謝酶的效率又高於成人；而小孩的腎臟過濾速度又快，這都會讓藥物濃度相當難以維持穩定。

因此，除非必要，否則小孩的用藥，盡可能越簡單越好，能不用藥的，就以不用藥為原則。

若從藥物作用學來看：小孩的神經組織尚在發育中，而安眠藥均屬「中樞神經抑制劑」，對神經元之間的聯繫與網絡發展可能有不利影響，特別是小孩的腦功能尚在發育中，對於安眠藥物較為敏感，除此之外，安眠藥也可能影響小孩各器官的發育。因此，沒有必要時，不需要使用安眠藥。

更重要的是，除非是一些特殊狀況，例如：家族遺傳性的罕見疾病、重大創傷後的小孩，否則，小孩通常是不太會有失眠議題的。所以，綜合上面各點，安眠藥在小孩身上的應用，實在有限。如果非得要用到，我們都得再三反問自己：真的有必要為了讓小孩入睡，而冒著危險使用安眠藥嗎？

為了孩子好？還是為了父母好？

但是，「小孩是否能吃安眠藥」這個議題，卻始終是一個不斷被提起的問題。只要帶過小孩的人就知道：小孩在翻臉不認人的時候，管教者心頭的那把火，真的會有種想把安眠藥塞進小孩嘴裡的念頭。

此時，我們就得回歸到一個很基本的問題——給小孩吃安眠藥，為的是誰的好？是父母師長管教上的方便？還是為了小孩？

找出失眠癥結點

事實上，對於小孩的失眠，應該花更多時間於心理問題的澄清，而不是單純使用藥物。成年人因為交遊廣，社會期待大，壓力事件多，所以在治療失眠時，不易快速找到問題癥結，即使找到、解決了，失眠通常仍會持續下去，非用安眠藥打斷這惡性循環不可。但是小孩的社交圈小，社會角色少，壓力事件也少，若不先找出問題癥結，就冒著影響腦部發展的危險使用藥物，那可就本末倒置了。

各種焦慮、挫折、不舒服，都可能造成小孩的失眠，身體症狀如發燒等等，也會影響睡眠。

有些時候，小孩可能是家庭、學校壓力的承受者，失眠也可能是父母錯誤的教養方式所造成。據統計：1—2歲的兒童之中，約有20%的小孩需要至少一個小時才能入睡，要不然，也會在漫漫長夜中，一醒再醒，不能安穩地沉睡——有不少狀況是小孩一哭，父母就立刻回應：要不是花費很長的時間陪在小孩的床邊，允許小孩回到客廳，就是將小孩帶回自己的床上。如此，小孩自然學習到用這方式來吸引父母的注意力，並延後了入睡的時間。

甚至，在某種意義上，我們會把小孩身上的毛病，當成是一面鏡子：大人基於面子問題而不願承認的事，其所造成的不良影響，第一個影響的就是小孩，就算是隔代教養也一樣——隔代教養的另外一個意義，不就是「父母的忽略」嗎？

小孩跟成人一樣，也會有焦慮症、憂鬱症等疾病，此時也會造成失眠，治療時，一樣得先治療原本的疾病，失眠才能改善。而小孩的疾病，又有很大一部分是反映出大人世界中的衝突、焦慮、憂鬱與無力感。

總而言之，對於小孩而言，找出失眠原因（很有可能，要把它當成整個家庭的問題來面對），並改善之，才是根本解決之道。除非極罕見的狀況，否則不建議使用安眠藥。

特定族群❹

準備參加考試的人，能不能吃安眠藥？

考前能不能吃安眠藥？

有的人到了考前就會緊張到睡不著覺，第二天，就很沒精神，腦筋渾渾沌沌，沒有辦法專心。更多人本來就是緊張大師，平時就已經很難入睡了，自從交出報名表之後，更是沒一天睡好覺；甚至，連開始動念想參加考試，就開始天天失眠，過著每天到了晚上要上床就害怕的生活。

特別是原本就已經在吃安眠藥的人，不知道該不該為了這場考試：刻意拚老命把安眠藥給戒了？又怕戒不掉，連這場試都考不成——這樣的人，在中年轉業的人身上特別常見。

兩害相權取其輕

事實上，考前能不能吃安眠藥，這並沒有定論。我只能提出一個絕大多數人忽略的事實：「不吃安眠藥」不是沒有「成本」的，成本就是：睡不著引起的生活亂象。固然「安眠藥」絕非唯一的選項，只是，在考前那段緊張的時刻裡，「失眠」是很容易找上門的，你必須兩害相權取其輕。

吃安眠藥的優點是：可以睡覺，不必再整天紅著眼、強打著精神念書——長期失眠對於考生的記憶力、思考、情緒都會有很大的影響。能睡，就是打勝仗的最大本錢，特別是已經過了讀書年紀，卻為了競爭力或生存，還得參加考試的人。

但安眠藥也有缺點，而且不小——它可能會讓人的記憶力減退，注意力下降，不能專心，讓你有念等於沒念，做了白工。

所以，考生使用安眠藥的話，以效果快而藥效短的藥物較佳，因為它們比較不會影響記憶力，而且作用時間短，不影響第二天的學習。理論上，以非苯二氮平類為優先，因為它們對認知、記憶功能影響較小。

考前一天，以固定作息為主

通常，一顆Zolpidem，就能夠讓考生有個恬靜的睡眠，充分休息，第二天也不會影響學習。

平時最好先試用幾次，看看反應如何？影響有多少？免得考試當天才用，副作用過強或者效果不好，那就糟了。特別是每個人對於藥物的反應不一樣。

另外，在考試前至少幾個月，最好把個人用功及作息時間調整得越固定越好，一天二十四小時的時間週期對人的表現：焦慮、情緒影響是很大的。作息越是固定，越像是在體內建立一座鬧鐘，會定時睡或醒。養成固定時間起床，固定的三餐，配合考試時間用功讀書，配合下課時間休息，這樣考試答題時也會較投入。周遭環境跟考場一樣是更好的——生理與心理越熟悉外在情境，表現會更好。就算要用藥物輔助入眠，也可用較少藥物而達到最佳的效果。當然，規律的白天運動習慣，長期下來則有助於睡眠及體力，但只做一週、兩週是沒有效果的。

勿擅自停藥

但必須注意的是：倘若你已經在吃安眠藥了，考前一天可千萬不要因為擔心第二天的精神，而擅自停藥——突然停藥會造成戒斷現象，可能影響第二天的考試；相反的，倘若先前都沒吃過安眠藥，考前一天就不要吃了，畢竟太冒險，誰也不曉得你對於安眠藥的反應怎樣：別人可能吃了睡五個小時，你的體質特殊，一吃就睡十二個小時，那麼第二天可就慘了。

其他❶

自費診所拿安眠藥會比較容易嗎？

如果你這樣想，或者有人這麼告訴你：「用健保能開的安眠藥數量有限，如果想多開一些，就要到自費診所去看診，用自費買藥。如此，健保局管不著，想拿多少安眠藥就可以拿多少！」

針對這樣的說法，我可以非常明確的回答：「大錯特錯，離譜到不行，而且恰恰相反：安眠藥在自費診所裡管制反而特別嚴格，不但不是『想拿多少就可以拿多少』，根本就是『想拿什麼都還未必拿得到』！」

原因很簡單，不妨先從你的想法開始：「你為什麼會希望能多拿一點安眠藥？」

你能回答的答案，不外乎是——

「我怕我的藥不夠，臨時沒藥可用。」

「我吃的藥量比較重，健保門診的醫師不開給我。」

「我有親朋好友也失眠，他不是很嚴重，我就分一些給他吃，量就不夠了，健保門診的醫師卻說我天數還沒到，還不能拿藥。」

「我的藥弄丟了。」或是「我怕我又弄丟藥了。」

當然，你還有可能有其他的理由，但你可能打死也不願意講出來——

「我發現白天吃了安眠藥，心情特別好，只要吃的量少一點，就不會想睡。這幾天我心情不太好，所以藥一下子就沒了。」

「我想自殺，所以我要拿多一點安眠藥，如果一次能拿個幾百顆最好，不行的話，先給我幾十顆也行，我慢慢累積。」

「最近安眠藥的黑市價格很好，我想多拿一些，轉手到黑市，一定可以大賺一票。」

當然，你的理由可能更多，但是，上述是我知道最常見的理由了。仔細想一想，有哪一條符合安眠藥的使用原則的？即便惡性有大有小，但是暴露在陽光底下，有哪一個理由是可以公開大聲宣揚的？

現在，我們換另外一個角度來思考這點：如果你是衛生主管機關的官員，你會不會這麼想——

「好端端的，有健保門診可用，便宜又大碗，連旅居國外多年的華僑，每逢生病就特別愛國，趕緊飛回台灣刷健保卡看病；而你們這些人就土生土長在台灣，有失眠問題的話，為什麼不用健保呢？」

或許，你會抗議：「衛生主管機關的官員沒事怎麼會去想到自費門診看失眠的患者呢？」

答案很簡單。因為現今主要的安眠藥都是麻醉管制藥品，如果以國內的規定，絕大多數都以第四級麻醉藥品管制，少部分容易被濫用的，才特別列管到第三級麻醉藥品管制。

不管是哪一個等級，反正統統都是麻醉管制藥品。而政府在管理麻醉藥品有多嚴格？可不是一般人能想像的。

安眠藥每顆去處皆須申報

首先，每單位的麻管藥（麻醉藥品管制藥物的簡稱）在出廠時都有個別的註記，每一個都不一樣。其次，只有領有麻醉管制藥品證照的機構，才能向同樣有生產或進口麻醉管制藥品的藥廠進貨，而這些貨物的移送，統統必須申報主管機關。其三，不管是醫療院所的藥局，或者是獨立或連鎖的藥局，調劑時都必須清清楚楚，一顆也不能少，而且必須按照個別註記去申報，萬一短少或受潮了十幾顆，可就要到警察局報案了，如此才能以遺失或遭竊為由，將那缺額給處理掉。（你沒看錯，真的是十幾顆，就要去報案。）

到了年度結算（第四級）或半年度結算（第三級），所有藥物進貨、開出、耗損、滅失、遭竊等等，全部都必須交代得一清二楚。

所以，一家自費門診開了多少顆安眠藥，主管機關當然清清楚楚，如果這數值又很高，那可就更嚴重觸動主管機關的神經了，他們自然會想：他們開了這麼多的安眠藥，到底這些藥都到哪裡去了？哪來這麼多病患統統都嚴重失眠？人人都要吃這麼多安眠藥？

另一方面，健保門診這個領域有健保局管理，要超量比較不容易，因為稽核人員隨時都在調查，健保資料又是一清二楚，想幹壞事的人可得想清楚：就算成功一萬次，只要失敗一次，先前的成功全都沒了，健保局有權力將先前的給付全數追回，而且還加倍處罰，更移送法辦——就算醫師敢，醫療院所也不敢。

自費門診，更容易被追查

正因為健保門診不容易拿到藥物，有心人士不會試圖透過這個管道建置不法安眠藥供應鏈，但是自費門診會。因此，主管機關就會在此特別布下重兵，專門稽核以自費名義開出去的安眠藥——事實上，在國內純粹專屬自費的精神科門診並不多，但是就算在健保門診裡、用自費開出的藥物，其數量、服藥方式、診斷名稱、適應症等等，更容易被調查得一清二楚。

其次，一般人的認知中，越是「應該不會被查的地方」，例如：偏鄉、不起眼的小診所、快退休的老醫師（快退休了，應該只求安全下壘吧？）等等，越是有可能成為濫開安眠藥的地區，也是食品藥物管理署或轄下的各地區衛生局最喜歡調查的對象。

因此，絕對沒有「自費診所拿安眠藥，想拿多少就拿多少」這種事，有不良企圖者，自己多考慮一下。

自費門診唯一的最大好處是：可以按照教科書或期刊研究的學理，採取對病患最大利益的原則來開藥，而不必受限於健保門診中、最常被貼在一旁的小小公告「以後XX藥不能再開，本院至今這顆藥已經被健保核刪若干，再開恐有倒賠風險」、「藥委會決議：該藥原從A藥廠進貨，但因為報價太高，下個月開始，改使用B藥廠的學名藥」之類的商業考量。

其他❷

能請家人幫自己拿藥嗎？利弊、理論、實務、各法源如何？

答案竟然是：可以，但要看狀況。不過可以確定的是，過去的所謂「拿藥」，現在是行不通了，不管在自費或健保門診都一樣。

「拿藥」時代

在傳統上，很多人都有種觀念：如果只是要拿上一次看診後、醫師開的相同藥物，不一定要自己親自到醫院或診所跑一趟；只需要請家人依照規定掛號、刷健保卡（健保門診），然後到門診跟診間護理師說：「我要拿上一次的藥。」護理師便會轉告醫師，直接翻出病歷，照上次的紀錄照開一遍；電腦化之後，更是方便，醫師只需要在鍵盤上按幾下，一切就搞定了——列表機會印出各種單張，家屬即可拿去批價領藥。

這種做法，對於白天需要工作的上班族而言，非常的方便：既不需要請假看病，家人也不需要等候叫號，省時又省力。

然而，近十幾年來，這樣的「服務」逐漸消失了，不管大小，不管公立私立，醫療院所越來越不提供「非本人代為拿藥」的服務。換言之，就算你服用某種藥物已經長達二十年，劑量完全相同，病情也毫無變化，你要拿藥，照樣得由本人親自跑一趟，讓醫師親自診治後，才能拿藥。

「健保慢性處方，分次調劑」時代

如果當初你是經過醫師診治，醫師開出處方箋，不管是健保一般處方箋，還是健保慢性處方箋（一個月可調劑一次，最多可以連續調劑三次），之後呢，家屬就可以拿尚未調劑完的處方箋去調劑領藥，反覆領藥，該處方箋一共可領三次。

「自費慢性處方，分次調劑」時代

如果當初你是經過醫師診治，醫師開出處方箋，不管是自費處方箋、自費連續處方箋，由於法律沒有限制可調劑幾次，只要求必須依照醫師法規定，合乎常理判斷，如果是慢性病，你判斷一年內不會有變化，那你就可以開立可調劑一年的慢性處方箋，讓家屬可以拿尚未調劑完的處方箋去調劑領藥，反覆領藥，該處方箋一共可領十二次。但是自費醫師要有一個覺悟：你這麼做是活在刀口下的。當你判斷準確，一年內當真都沒變化，家屬會稱許你方便、近人情、是個好醫師；如果一年內有變化，病人返診，此刻，家屬的臉就變了，你就會變成一個待審判的犯罪人，如果你又調整好了，那家屬會原諒你，你要知恩圖報，叩謝洪恩浩蕩，下不為例；如果沒搞好，甚至出人命，那你等著被檢察官質問：「你憑什麼認定他一年內都用同樣的處方就可以？你閉嘴！不用說了，你根本就是草菅人命！」

無論如何，這張處方箋可以調劑到期限滿之前，患者都不必來，只要家屬來代替拿藥就可以了。但時間到了，病患還是得再來一次的。這時，你就又得千拜託萬拜託，請他的尊臀移動到你的沙發上面。

很多患者都想請醫師到府上幫他看診，事實上，這些都是違法的，因為根據民國八十四年的解釋文，現在只有政府舉行的居家訪視，或者經過政府同意的，醫師才能到患者家裡去看診；如果你是自己想去的，又對執政黨沒有政策性的好處──門兒都沒有，想去只能私底下偷偷摸摸去。一樣，沒治療好，醫師又要被告違法了。

為什麼非得本人親自跑一趟之後才能拿藥？

基本上，這是法律的規定。因為藥師如果要調劑藥物給你，就必須要有醫師的處方箋，要不然就是違法的。然而，醫師要開處方箋給你，總得搞懂你現在的問題是什麼吧？換句話，醫師得先進行專業的問診、理學檢查，必要時還要安排實驗室檢查，最後，綜合所有得到的資訊，才能判斷你是哪一種疾病，同時，排除你是另一些疾病的可能。在這整個過程當中，醫師都不斷在假設，並且根據假設提出驗證的方法，施行檢查處置：有的可以在診察室內完成，另一些就透過特定的醫療儀器檢驗，得到結果後，還需要加以人工的判讀。

整個過程中，醫師都不斷在提出假設性診斷，並據此開立暫時性的處方與判別性的檢查，一直到最後的結果真相大白，醫師才能得出確定的診斷，並修正處方到最正確的狀態。

整個過程，醫師都必須親力親為，而且在正常狀態下，不能透過無線通訊、遠端視訊的方式來完成診斷，這些，都有法律根據的，就寫在醫師法第11條第一項：「醫師非親自診察，不得施行治療、開給方劑或交付診斷書。但於山地、離島、偏僻地區或有特殊、急迫情形，為應醫療需要，得由直轄市、縣（市）主管機關指定之醫師，以通訊方式詢問病情，為之診察，開給方劑，並囑由衛生醫療機構護理人員、助產人員執行治療。前項但書所定之通訊診察、治療，其醫療項目、醫師之指定及通訊方式等，由中央主管機關定之。」

在理論上，請患者多跑醫院一趟，事實上是有必要的

在理論上，多跑醫院一趟，事實上是有必要的，主要的原因有三：首先，病情有沒有變化，患者自己不一定能發現；就算發現，也可能太晚了。身體有很多器官都是很沉默的，非到瀕臨衰竭，否則根本沒有症狀。更何況現在的產品什麼都可能添加各種雜七雜八的化學物質，縱然上頭有大大的「天然」兩個字，成分表也明明白白寫在那裡，衛生署檢驗合格標章確實也貼在該貼的地方，但你確定自己對於那一堆化學物質，都能充分明白其意義嗎？

我就見過一名個案，她本來是很容易入眠的人，但有天開始，突然莫名其妙開始失眠，找遍生活中，沒有任何改變，也沒出現什麼特別的壓力事件。

直到有天，她才發現：是自從她的推脂按摩律動減重課程開始之後，失眠才開始的，但她也沒有服用什麼樣的藥物——不管是西藥、中藥，或任何保健食品。她從頭到尾，只向美體中心買了一種推脂時使用的燃脂霜，下班時候自己使用。結果，當她帶來給我看的時候，我一眼就看出成分表最下方的一項添加物竟然就是：「天然咖啡因！」

咖啡因是興奮劑的一種，會加速新陳代謝，也能透過皮膚吸收，再加上該燃脂霜裡頭的menthol（薄荷油）會加速血液循環，把咖啡因帶往全身，對於這名體質敏感的個案，不啻於睡前喝了濃咖啡的效果一樣，當

然睡不著！

她要是沒來找我，或者沒想起這件事，她再數一萬隻羊、做了上百遍腹式呼吸、洗具有舒眠效果的精油浴，甚或跟我拿了安眠藥……大概也統統沒效。

其次，就算病情沒變化，人總是會老，肝臟、腎臟、心臟功能不可能一直停留在過去年輕的狀態——雖然，這話講起來很不中聽，但人總得面對現實的。年齡增長，過去合適的藥物，如今不一定再適用，也會有修改的必要。

其三，患者拿藥通常不是跟醫師合意如此的結果，而是片面的決定，醫師開的每一種藥物目的都不一樣，而患者如果在某一次看診後就突然終止，從此只拿藥不看診，就可能發生各種料想不到的結果。例如，我曾經遇過一名心理治療的個案，她有長期腹瀉的問題，先前的心理師都認為那是她的焦慮引起的，直到我發現：她定期到醫院拿藥服用的藥單上，竟然有兩顆瀉藥！我請她回憶當時最後一次看診，她才想起來：

「好像當時我有便祕的問題，我跟醫師說過。」

結果不難想見，當初醫師就開了瀉藥。如無意外，在下一次就診時，個案的便祕已經好了，醫師會將該瀉藥移除，偏偏，就是沒有那個「下一次就診」的機會了，於是個案吃了五年瀉藥，也莫名其妙拉了快五年，一直找不出原因。

「還有心理醫師說，這是我在幼兒階段時，父親因為工作關係，經常出差不在家所導致的。她說，腹瀉是代表我希望引起父親的注意，而我媽媽也好像說過我小時候胃腸不太好。」

我不清楚這名個案所說的「心理醫師」是指精神科醫師還是心理師，如果是前者，那就太偷懶一點了，我只不過建議她停止服用瀉藥，經過一段時間的便祕，之後就好了。隨後，我更發現她失眠的一個原因，來自於擔憂自己睡著了之後，不知道該跑廁所，就拉在床上。

無論如何，為了自己的健康，還是親自跑一趟，接受診治，再行取藥，應該是值得的。

新修正的「全民健康保險醫療辦法」已經許可代他人領藥？

101年11月6日發布的「全民健康保險醫療辦法」修正案，增添了「長期服藥、無法親自就醫的慢性病人，因行動不便，經診治醫師認定；或為出海作業的遠洋漁船或國際航線船舶船員及經健保局認定的特殊情形，只要提供切結文件，即可委託他人向醫師陳述病情，開給相同藥物。」這種未經醫師親自診察，卻由他人經一定程序（告知病情）後代為領藥，違反了醫師法的「醫師親自診治原則」。由於「全民健康保險醫療辦法」只是行政命令，不能據以違法，雖然做法是對的：行動不便的慢性病患確實難以到醫院就診，但醫師如果當真就此讓他人代為領藥，違反醫師法的刑責可是要自行負擔。因此，有的醫院後台比較硬，願意通融；多數仍舊拒絕讓他人代為領藥，以免增添訴訟風險。

但是，我必須強調的是：全民健康保險醫療辦法只是行政命令，醫師法是法律，命令與法律牴觸者無效。因此，倘若健保署真的有意解決行動不便者就醫困難的問題，還是得依立法程序，修法或制訂特別法，而不能譁眾取寵的公布了一個「全民健康保險醫療辦法」，順應民意，皆大歡喜，然後就此要求醫師得按照該辦法「違法」行事，然後自行承擔違法的結果。雖然目前確實只要符合「全民健康保險醫療辦法」者，衛生局對醫師是採取「違法、但不罰」的處理方式，但萬一哪天發生慢性病患仍可行動、或是出海作業的船員已經回國，不再符合該行政命令，不知情的醫師卻照樣准許他人代為拿藥，那豈不是兩頭落空：不但不符合全民健康保險醫療辦法，又違反醫師法，還要背負詐騙健保局健保費的刑責嗎？在這種情況下，絕大多數醫師還是不敢讓民眾代他人領藥的。

其他❸

聽說醫師會開「強姦藥」FM2給病人，這是真的嗎？

別吃驚，是真的，醫師確實會開FM2給病人，也許，你正吃著FM2而不自知。

不過，FM2並不如媒體中所陳述的那樣可怕，它的正式名稱是：Flunitrazepam（Rohypnol），一種中效的苯二氮平類安眠藥，跟其他同類的藥物一樣，除了安眠的作用以外，同時也具有抗癲癇（anticonvulsant）、抗焦慮（anxiolytic）、肌肉放鬆（muscle relaxant）的效果。

原初設計是好意

它是已知最強效的苯二氮平類安眠藥之一，原初設計是要給對其他安眠藥沒有反應的慢性或嚴重患者短期使用的——特別是住院病人。誰知道，由於FM2的藥效極強，又會造成服用者明顯失憶（amnesia）的副作用，結果變成歹徒迷姦受害者的常見工具，變成了名副其實「強姦藥」：然而，歹毒的是人心，藥物是無辜的。

所有苯二氮平類安眠藥都有的副作用、藥物成癮（包括：依賴性、耐受性、戒斷症狀）、藥物濫用、藥物中毒等等，FM2都有；但是，FM2還是有其特徵，包括：因為藥效特強，所以常作為自殺之用；即使短暫使用並旋即停用，失眠情形通常也會更加嚴重；睡眠品質惡化情形也較高——儘管多數苯二氮平類安眠藥都會減少非動眼時期的Delta波（Delta波是良好睡眠特徵）；因為服用FM2而出現焦慮、躁動、攻擊性、混亂、失控、喋喋不休、暴力的情形也較為常見；還有前述的失憶現象、認知功能障礙，與肌肉運動協調障礙。

使用上，FM2都是口服的劑型，可以在胃腸道內完全吸收，由肝臟代謝，半生期約為二十多個小時，最後由腎臟排出。

使用時，須由小量開始慢慢增加，然後增加到剛好能夠入睡的量，盡量維持在這個劑量。只能短期使用，長期使用時會有成癮的危險。停用時須慢慢減量，不可驟然停止，否則會出現戒斷現象。

由於「失憶」的副作用非常有利於犯罪者掩蓋他們的犯行，FM2不但被用在約會強暴、派對迷姦上，也用在搶劫或偷竊的行為上。受害者常常無法回憶案發經過、歹徒行為、歹徒外貌長相身材，甚至連犯罪地點都說不出來，在嘗試追溯的過程中，證據與犯罪現場不斷遭到破壞，而犯罪者也有充分的時間逃逸，造成警方辦案上的嚴重困擾。

因此，各國都不斷將Flunitrazepam的劑量與包裝縮小，包括從原本的2mg改為1mg，也將整個包裝給減小；同時間，提高Flunitrazepam的管制等級，讓具備處方資格的醫師更加受到限制與控管。藥廠方面，也嘗試加入著色劑，讓藥物如果加入飲料或水中，會讓液體變色，且留下殘渣。其中，最乾脆的可能是美國——乾脆禁止Flunitrazepam的使用，直接視之為毒品。

替代藥品種類多

雖然說，只要有需求，就會有供給，但是提高供給的難度，不啻於提高價格，可以讓供給量減少。可是，光看國內許多醫師在開藥時，即便是第一次因為失眠而就診的患者，照樣開出 Flunitrazepam 的處方，無視於管制的等級——事實上，有更多藥物比 Flunitrazepam 的藥效溫和、副作用少、成癮性也低，但是一些醫師開藥開慣了，對於新藥的學習並不感興趣，還是死守 FM2 這類老藥——其實，這也是判斷「專業者對於其專業的態度」、「是否以患者利益為優先考量」的好方法。當然，在迷信權威的國內，傲慢、固執、不溝通、本位主義、不願接受新知，也常常是另一種展現權威的方式。

其他❹

使蒂諾斯到底是一種什麼樣的藥？

使蒂諾斯是非苯二氮平類安眠藥中，最受矚目的藥物，也是從上市以來，受到最多關注的安眠藥，更是近幾年來，引起麻醉藥品最嚴格控管的藥物之一。由於使蒂諾斯牽動太多人的注意力了，在某些人的眼中，被視為是神奇而效果驚人的「仙丹」；有些人，將之視為是購買人類靈魂的萬惡毒品；又有些人，將之視為創意、靈感、生命力的泉源，更是通往另一個奇幻世界的入口，大量濫用卻一點警覺心也沒有；最特別的是，與其他容易成癮的藥物相比，使蒂諾斯的「粉絲們」教育程度、社經地位普遍較高。

使蒂諾斯的英文名稱為：Zolpidem（Stilnox），是屬於非苯二氮平類安眠藥的一種，相較於苯二氮平類安眠藥，這類藥物更專注作用於睡眠上，而不具備苯二氮平類安眠藥共同擁有的抗焦慮、抗癲癇、肌肉鬆弛的效果，更不會影響認知功能、干擾行為情緒反應。

好用的藥更容易濫用

因此，使蒂諾斯剛上市的時候，頗受矚目，很多醫師與學者也對之寄予厚望。雖然說，在它之前，已經有一個非苯二氮平類安眠藥上市：Zopiclone（Imovane），但是使蒂諾斯的半生期更短，發揮效果快，被身體代謝掉的速度也快，對於第二天的影響更小，因此更受人矚目。這不正是我們希望的一種快速生效、幫助人入眠，然後被代謝掉，不會殘留效果到第二天，讓人睡醒之後，不會依然頭重腳輕、迷迷糊糊的安眠藥嗎？

使蒂諾斯做到了。剛開始，可以說是佳評如潮，許多病人剛吃使蒂諾斯時，常覺得睡前只要服用半顆或一顆，很快就睡著，隔天起來神清氣爽，精神飽滿。用在老人家身上更是廣受好評：因為它不會造成肌肉鬆弛的效果，老人家半夜要爬起來上廁所時，比較不容易跌倒，這在老年照護上，可是革命性的突破。

但是，好睡、有效、吃了舒服的藥，也就容易造成生理上、心理上的依賴，進而濫用。試想：當醫師宣稱，這是一個比較沒有成癮性的新安眠藥，又只針對睡眠產生效果，副作用少，藥效短，幫助你入眠後，藥物就會被代謝掉，不會影響第二天生活作息；而患者回家服用後，發現事實也真的如此，人們的反應會是什麼？

不消說，心理的防備就去掉了一大半，而後就不會那麼慎重的把它當一件要慎重其事的事件來對待，人們很有可能服用了使蒂諾斯，並沒有隨即到床上躺平，相反的，繼續留在電腦前上網、寫報告、準備第二天的工作，抑或看電視、打電話聊天、看購物頻道，等著藥效發作，才準備進房睡覺。

副作用成了仙丹

偏偏使蒂諾斯的藥物耐受性上升的速度一點也不亞於傳統的安眠藥，本來一顆藥物就能馬上睡著的，不用多久，一顆就不夠了，人們發現：吃完使蒂諾斯，竟然可以繼續保持清醒著，於是，就乾脆繼續做著原有的事情。

奇怪的事情發生了。本來寫不出來的文章，突然下筆如有神；本來拿不定的主意，此刻卻果斷果決得很；本來讀不下去的書，現在可以一目十行的念下去；許多在心中堆積很久的事，現在動機都來了，恨不得馬上統統把它做完，也不管現在是三更半夜。

然後，第二天在床上醒來，別人說起前一天晚上他所做所為，但個案自己卻完全沒印象了；本來在節食的，怎麼半夜叫了麥當勞外送，還吃了一大堆；電腦裡、記事本中多了一堆前晚寫的文章，看起來是自己的字或稿件，但用詞之大膽，卻是自己平時不敢想像的；甚至，有人會發現，自己打了電話跟朋友講了一堆打死也不敢講的話；更慘的是打電話去罵了老闆一頓；還有人發現，宅配的來按門鈴，一看，是自己訂的商品，證據確鑿，抵賴不得，但是怎麼想也想不出自己幹過這些事；最誇張的，是有人還能開車到朋友家裡聊天打牌，然後又回來睡覺，第二天卻完全不記得這件事。

使蒂諾斯會造成這種「夢遊」（sleep walking）的副作用慢慢為人所知之後，醫藥界才開始警覺到不對勁——這顆藥似乎不是如表面般的馴良，然而，一切已經太遲，開始有人迷上這種「本我被壓抑後的自我」，那是一種有執行力、有行動力、果敢、有力量，且自我悅納（well being）的經驗。因此，開始有人試著在白天使用使蒂諾斯，而且刻意使用到「將睡未睡」，而後享受那種愉悅的感覺。

而這個舉動，也已經是「藥物濫用」的問題，當醫界還在以安眠藥成癮課題來思考時，這顆藥已經開始被人於白天大量濫用，我見過的例子之中，比較荒謬的有：研究生因為寫不出論文，期待透過使蒂諾斯，讓自己不要再硬是改來改去，快快把論文寫完。「反正，現在碩士滿街跑，連我指導教授都在暗示我『可以了』，不要再鑽牛角尖。」個案理直氣壯的說。

我也見過有人長期扮演家庭支柱者的角色，後來，父母過世，兄弟姊妹間爭產，讓個案心灰意冷，她近乎乞求的要求我開立使蒂諾斯：「我不知道我活下去要幹什麼，到了這年紀，什麼都沒有了，哥哥們竟然會變成這樣，我現在唯一期待的，就是吞下一把藥丸（使蒂諾斯）後，享受那暫時的寧靜、平和、一切都跟我無關的感覺。」

使蒂諾斯由於這些特性，從早期被高度矚目的安眠藥，演變為大量被濫用的藥物，如今衛生機關嚴加管控，黑市價格也越來越高，自然也會引發更多鋌而走險的人。目睹它十幾年來的變化，從一個萬眾矚目、明日之星的角色，一直到今天那種過街老鼠、人人喊打的模樣——感覺實在很難形容。我只能說：「藥物濫用的問題，始終來自於人性。」

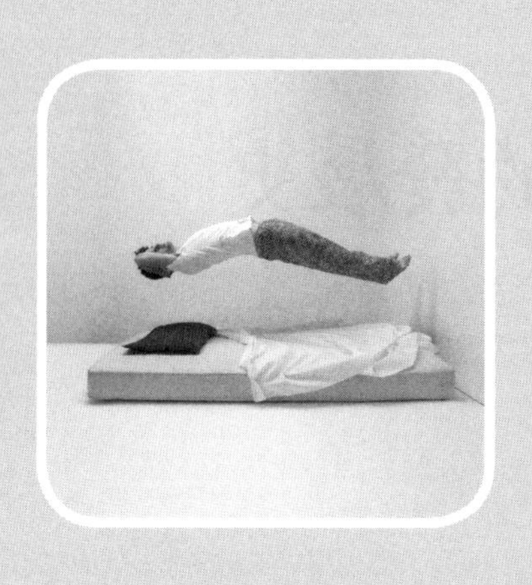

輯三・細說安眠藥

關於安眠藥❶

安眠藥的發展史

第一代的安眠藥

代表作：酒精。

- **特點**：天然產品，非人工合成，無法以化學方式大量生產，人類飲用歷史悠久，深入文化各層面，影響相當深遠，所以一般民眾普遍忽略其傷害性，也通常不會注意到它也是安眠藥的一種。最怪的是：許多人還會刻意鍛鍊自己的酒量，讓自己不容易喝醉（耐受性增加，原有劑量失去效果），一旦不喝酒就可能出現手抖、心悸、冒冷汗等成癮後的戒斷現象。
- **優點**：製造技術簡單，有安眠效果。
- **缺點**：副作用頗大，對身體傷害性不小，與之相關的疾病包括：酒精性肝炎、肝硬化、肝癌、心絞痛、心肌梗塞、出血性腦中風（常見者，包括：致命性的腦幹中風）、糖尿病、慢性腎衰竭、尿毒症，與多種急慢性疾病。此外，純粹以安眠效果來評論，酒精所引發的睡眠品質不佳、耐受性（俗稱：酒量）很高，戒斷症狀很明顯，飲酒後，容易因為酒後操作機器或駕駛而造成意外事件等公共危險，飲酒過量時容易致死。

早期人類並無能力研發藥物，睡不著可怎麼辦？還好，從遠古開始，人類發展出釀酒的技術，「酒精」是一種「中樞神經抑制劑」，可以讓人鎮靜、放鬆，甚至入眠，可算是歷史最悠久、使用最廣泛的「天然安眠藥」。

酒精容易釀造，易於保存，也方便使用，幾乎所有民族都會釀酒，在節慶時飲酒，降低焦慮讓人放得開，對飲說說真心話，喝醉了還能好睡一晚。所以，失眠的時候只要摸到廚房，找出酒罈子來一杯，真是最方便的安眠藥了。然而，酒精的副作用實在太大，酒醉時會造成失控、失憶等問題，長期使用還會抑制中樞神經，傷害心臟、肝臟，甚至演變成「酒癮」，並非合適的安眠藥。

酒因為普遍存在於各種文化當中，人類飲酒的歷史也相當悠久，因此民眾普遍低估酒精的副作用、對身體的傷害性、可能致死的毒性、中高度的成癮性，與飲酒相關聯的公共危險問題。精神科門診當中，經常聽到有患者表示：「我已經把安眠藥給戒掉了！我現在改喝一杯白蘭地就能入睡。」事實上，光是那一杯白蘭地，相當於現代安眠藥的劑量，就恐怕比原有醫師處方中的安眠藥重上好幾倍。但民眾通常不會想到：

「酒，其實就是一種液態的安眠藥。」

除了飲酒，人們並不放棄找尋其他的藥物來助眠。例如：中藥裡面的酸棗仁、柏子仁、桔梗……等等安神的藥材，或是草藥類的薰衣草、纈草，可惜它們頂多能夠鎮靜，不見得能讓人睡著，如果要比效力、對人類的影響力，可能還不夠資格稱為「第一代的安眠藥」。

此外，天然的麻醉劑——鴉片，也是強力的中樞神經抑制劑，用到足量也能使人睡著。但是，鴉片與後續衍生品的真正影響力並不侷限於安眠效果，其藥理價值還包含了：止痛、止瀉、止咳等等多方面的影響，而毒品特性，諸如：高度成癮性、恍惚效果、暫時愉悅感，與諸多副作用等等，都讓鴉片與鴉片類製品多數歸為毒品或高度管制藥品，拿來當安眠藥的話，可就駭人聽聞了。因此，人類使用鴉片類製品的年代雖然也相當久遠，但一般不會將鴉片列入「第一代的安眠藥」之中。

第二代的安眠藥

- **代表作：**水合三氯乙醛（Chloral hydrate）、溴化鹽、四氯乙烯等等。
- **特點：**人類早期透過化學方法，人工合成出來的具有安眠效果的物質。
- **優點：**是透過科學研究的分析，以化學技術生產出來的純粹物質。
- **缺點：**絕大多數效果不明確，副作用大，毒性高，易成癮。

在漫長的歲月裡，人們一直在尋找更適合作為安眠藥的物質，希望在助眠效果、安全性、副作用、成癮性、毒性等方面，都能比酒精的表現更好。然而，多年的嘗試終歸失敗了，自然界中，似乎找不到第二種物質，可以取代酒精的地位。

終於，到了十九世紀，實證科學興盛，現代化學的進步神速，這時，才再度出現新式安眠藥的契機。

1831年，人們發現了水合三氯乙醛，發現它有明顯的安眠效果，成為人類史上最古老的人工合成安眠藥之一。隨後，陸陸續續合成出一些物質，例如：溴化物（bromides）、四氯乙烯（tetra-chloro ethylene），也給失眠病患帶來不少希望。

可惜，經過實際使用後，發現這些物質毒性大、效果差、易成癮、副作用也大，能實際被廣泛運用的非常少，到最後，只有水合三氯乙醛的安眠效果最為明確，而且被實際運用於臨床上，甚至沿用到今天。

雖然水合三氯乙醛依然有高成癮性、副作用不少、過量使用時可能致死的問題，但療效已經明顯大於缺點。因此，在十九世紀末到二十世紀初，被廣泛使用於臨床醫學上，甚至在二十世紀初、第三代安眠藥「巴比妥類藥物」問世之後，該藥依舊活躍於臨床醫療各個領域，一直到所有安眠藥的終結者——第四代安眠藥「苯二氮平類藥物」在1960年被發明後，水合三氯乙醛才敗下陣來，但即使到現在，還是會被運用於極少數地方，例如：小兒科的檢驗程序或手術之前。

由於水合三氯乙醛仍在使用中，特別是在大陸地區，運用層面仍廣，所以後續會有專章討論。

總之，隨著時代的進步，人類對於更安全、更低成癮性、更少副作用的安眠藥的期待標準日高，包含水合三氯乙醛在內的第二代安眠藥終將被完全取代，這是可以預見的；唯一留下來的，就只是人類在尋找能幫助睡眠的歷史中的一個里程碑罷了。

第三代的安眠藥

- **代表作：**巴比妥類藥物（Barbiturates）。
- **特點：**人類在不斷嘗試與努力之下，於二十世紀初研發出來的真正強效的人工合成安眠藥。
- **優點：**安眠效果明確，非常有效。
- **缺點：**成癮很高，隨著藥物的使用，劑量必須不斷提高，否則就會失去效果；而毒性也很高，過量服用會造成死亡，廣泛被有自殺意圖的人使用於自殺之用，因而建立起「安眠藥與死亡」之間的連結。

真正曾經引領風潮過的，是合成於1864年的「巴比妥類藥物」。在1903年第一個巴比妥類藥物「Barbital」上市後，因為對「失眠」與「焦慮」確實有效，很快就全球流行。第二個產品「Phenobarbital」在1912年上市，除了有鎮靜、安眠外，還能治療「癲癇」。其他的巴比妥類藥物陸續問世，展開了鎮靜安眠藥的新時代。

然而，巴比妥類藥物有致命的副作用：易成癮，且容易藥物過量而中毒，甚至致死。到了二十世紀中葉，巴比妥類藥物已經成為最常被用於自殺的藥物，最有名的案例應屬影星瑪麗蓮·夢露（Marilyn Monroe）。即使是一般使用者，稍一不慎也可能因為過量而一命嗚呼。巴比妥類藥物真是讓醫師們既愛又恨，而一般社會大眾就留下「吃安眠藥能自殺」的印象。還好，1955年Chlordiazepoxide合成出來了，開啟了「苯二氮平」類安眠藥的時代，幾乎全面取代了巴比妥的地位。目前除了少數幾種巴比妥還用在手術麻醉、抗癲癇之外，一般醫師都不會開巴比妥類藥物了，就算有，你也找不到藥局能幫你調劑。

不過，因為巴比妥類藥物仍然以其他用途被使用在特定領域，諸如：手術前的麻醉、癲癇的控制等等，所以後續會有專章討論。

第四代的安眠藥

- **代表作：**苯二氮平類藥物（Benzodiazepine, BZD）。
- **特點：**一個不是很完美，但是已經相當優異的人工合成安眠藥。跟過往的天然或人工合成安眠藥相比，具有相對頗低的成癮性、副作用，與相對明確的療效跟令人驚訝的高度安全性。從1970年代被發現之後，就屢屢登上全世界用量最大藥物的寶座，同時也是最具爭議性的藥物之一，更是被人用最多種具體或抽象方式來汙名化的藥物，但同時也是被非法濫用、浮濫開立的藥物。

- **優點：**安眠效果明確，有效，非常安全。
- **缺點：**效果包含肌肉鬆弛，會造成老人家半夜上廁所跌倒問題；雖然成癮性不高，但還是有；就算順利入眠，但深度睡眠的比重減少，睡眠品質變差；因為安全性高，容易被人濫用，特別是吸食興奮劑的毒品患者可能會藉此作為合併濫用的藥物。

苯二氮平類藥物可以說是本世紀最重要的發明之一。它的前身在1950年代被研發出來，初步實驗就發現它具有安眠與鎮定的作用，而且效果超過當年重要的兩大安眠藥Meprobamate與Chlorpromazine。到了1959年，史上的第一個苯二氮平類藥物——Chlordiazepoxide問世了，效果旋即獲得肯定，人們開始尋找相似的其他藥物。到了1963年，Diazepam——一個更強的苯二氮平類藥物也被發現了。苯二氮平類藥物的風潮迅速傳遍全球，幾十年間，超過三十個的苯二氮平類藥物被研發出來，這股旋風，也席捲了所有的安眠藥物市場，舉凡失眠、焦慮、酒精戒斷等症狀的治療皆以苯二氮平類藥物為主，曾經盛極一時的巴比妥鹽節節敗退，苯二氮平類藥物步步進逼，到今天，我們拿得到的安眠藥都是苯二氮平類藥物，或是更進步的非苯二氮平類藥物。

苯二氮平類藥物有安眠、抗焦慮、抗癲癇、放鬆肌肉的四大功能，治療範圍廣，非常方便使用，藥效快速又確實，副作用卻相對較少，成癮性也遠低於過往的安眠藥（但還是有），最重要的是：安全性很高，醫師處方時，不需要擔心患者是否為了自殺而來收集藥物；患者也不需要擔心，萬一吃得過量，會不會一睡不起？

但是，伴隨而來的是許許多多奇怪的現象，例如：大多數的苯二氮平類藥物竟然不是由睡眠相關專科醫師開立，而是由其他科醫師所開出，目的在於緩解患者的焦慮、緊張與失眠問題。（理論上應該照會精神科專科醫師開立處方，但是，為了這麼安全的藥物而照會其他科，而且用量可能只有一天一顆，醫師跟患者同感麻煩，醫療費用也倍增，所以就……）

同樣也因為安全，吃不出人命，各國藥政系統也容易疏於管理，任由藥物外流，到了網路時代，線上藥商更是多如過江之鯽，常見的經營模式如：網站註冊於俄羅斯、藥物生產在印度、交易機制在加拿大、款項匯往英屬維京群島、而買家來自全球，信用卡付費後，就等全球性快遞將藥物送到。

因此，本藥的合法處方量已高居世界之冠，非法交易量更是難以想像，大量非法藥物被用於吸食興奮性毒品（古柯鹼、安非他命等等）的副作用——失眠的治療，少部分本身就被當成毒品使用（安眠藥成癮）。

而社會上也充斥對本藥的妖魔化與汙名化的動作，外加媒體的錯誤引導，例如：影劇中人物出現服用安眠藥自盡的荒謬情節，讓使用者往往陷於「不用會失眠、用了會更擔心」的窘境，進退維谷。本書的撰寫背景，多是以「苯二氮平類藥物」與「非苯二氮平類藥物」的使用現狀為基礎來撰寫的。

有關藥物本身藥理特性，在後面有專章敘述。

第五代的安眠藥

- **代表作：**非苯二氮平類藥物（Nonbenzodiazepine, NBZD）。
- **特點：**一種化學結構與苯二氮平類藥物截然不同，卻有相同藥理作用的藥物，由於現存的三類藥物：Zopiclone、Zolpidem與Zaleplon，都是以Z開頭的，所以又稱Z-Drug。
- **優點：**安眠效果明確，單純，無其他作用，有效，非常安全，成癮性更低，對睡眠品質影響較少。
- 缺點：如果用藥沒有計畫，長時間使用，成癮性、對睡眠品質影響等等，就會降得跟苯二氮平類藥物（BZD）差不多。

超過半個世紀的使用後，苯二氮平類安眠藥雖已是主流藥物，但在過度濫用之下，耐受性、依賴性、副作用，甚至致死性都與日俱增——並非藥物性質改變，而是人類用藥方式的不正確態度，把原有藥物的優點消磨殆盡。除了有待公共衛生的確實執行外，另一方面，對於擁有更佳優異表現的安眠藥的期待也越來越強烈。

在眾人期盼中，非苯二氮平類藥物終於在1990年代問世。第一個藥物Zopiclone，安眠效果與苯二氮平類藥物相當，但是藥物成癮與濫用大幅減少。後續到二十一世紀間，陸續發展出來的Zolpidem與Zaleplon，更是專一作用於神經細胞上的特定接收體，藥性更加單純：只有安眠，沒有解焦慮、肌肉放鬆等效果，副作用更少，理論上，副作用與成癮性也有所降低，安全性更高。於是「非苯二氮平類藥物」成為更新一代的安眠藥。

本類藥物具信療效單純，引發的睡眠品質也比較好；有比較低的成癮性；副作用較少：比較不容易產生認知功能的障礙。但在實際使用上，似乎見不到如此明顯的差異。有研究指出：只有在短期使用時，本類藥物才能發揮上述優點，使用時間一旦拉長，與苯二氮平類藥物就無明顯差異性。

有關藥物本身藥理特性，在後面有專章敘述。

第六代的安眠藥

● **代表作：**褪黑激素受體促效劑（Ramelteon）。

- **特點：**作用原理與前五代安眠藥截然不同，但實際效果仍相當不確定。
- **優點：**沒有成癮性，非管制藥品，無明顯副作用。
- **缺點：**安眠效果不明確，高度因人而異，藥物上市時間尚短，仍有待時間考驗。

可惜，在臨床上使用，即使是非苯二氮平類藥物，在療效、副作用、成癮性、毒性等方面，也無法拉開與苯二氮平類藥物明顯的距離。

基於這五代安眠藥全部透過在腦中GABA-A接受器作用，藥理作用是相似的；醫藥界除了繼續研發更新的藥物以外，同時也在腦中其他接受器上尋找新的解法。由於褪黑激素有促進睡眠的效果，而且效果較為持續，並非「服用才有效，不服就沒效」，而該激素作用於「褪黑激素接受器」上，因此，倘若發展出作用於「褪黑激素接受器」的藥物，是否可以成為另一種失眠的根本解決之道？

基於這概念，褪黑激素受體促效劑被發展出來，號稱不僅能促進睡眠，還能真正調整生理時鐘，徹底治療失眠。本藥已經通過嚴格的藥品試驗，正式上市，但因為價格偏高，健保並不給付，純屬自費用藥。

至於實際的效果如何？由於臨床使用尚短，恐怕要靠時間，才能有答案了。

有關藥物本身藥理特性，在後面有專章敘述。

別怕安眠藥

瀏覽完安眠藥的歷史，擁有通盤的概念之後，接著我們將詳細介紹目前常用的安眠藥物。為了指稱精確，後文內的藥物都是用其「成分名」（學名），這在世界各國都是通用的。同一種成分的藥物，通常有多家藥廠製造販售，各家會對自家產品取名，這就是「商品名」，放在「成分名」後面。

我們會將第四代安眠藥苯二氮平類藥物與第五代安眠藥非苯二氮平類藥物放置於「主效型安眠藥」，因為它們都是目前最主流的安眠藥，而其主要效果就是安眠作用，可以說是現役中的主力安眠藥，你無論在門診或住院，所拿得到的安眠藥，幾乎都是這兩大類中的藥物。

隨後，我們會將一些常用於幫助睡眠的「非安眠藥」放置在「副效型安眠藥」之中，這一類藥物並非安眠藥，在上述歷史介紹中自然沒被提及。但是這類藥物都有個特性：它們各自有本來的藥性，治療的病症也與失眠無關，但是它們都有嚴重的嗜睡效果——這本來是其副作用，但是，只要能治療失眠，就算是利用副作用來幫助睡眠又有何不可？

舉個例來說：安眠藥對懷孕的影響，全部都是中性趨負性的C—D級，不太建議使用。然而，在當今社會，許多女性因為事業有成而延後了婚姻，自然也會面對：「那我還能不能承受得了生育的壓力？」透過凍卵與羊膜穿刺、高層次超音波等周產期檢查各種技術，生理性的障礙被有效的突破三十五歲、甚至四十歲大關；那在心理層面上，忙碌工作常見的代價：失眠問題，我們該如何解決？

有趣的是，答案竟然在老式的感冒用藥。由於舊型的抗組織胺會帶來強烈的嗜睡效果，被第二代的無嗜睡型抗組織胺所取代，成為感冒中，治療流鼻水、鼻塞、皮膚癢、眼睛紅腫的藥物；而舊型的抗組織胺雖然失去了市場，卻因為有強烈的嗜睡副作用，又剛好對懷孕影響小，列於B級之中，剛好可以成為一種另類的安眠藥。

這類藥物包含了抗組織胺、抗憂鬱劑、抗精神作用劑等等，都是利用其「副作用」來治療失眠，所以稱為「副效型安眠藥」。

最後則是目前仍然服役中——無論是使用於特殊場合，例如：手術室的麻醉引導、癲癇控制、兒科手術；或是特別地區如：中國大陸與各發展中國家的第二代安眠藥「水合三氯乙醛」與第三代安眠藥「巴比妥類藥物」，我們將之列於「長青型安眠藥」之中。

而褪黑激素受體促效劑（Ramelteon）因為發展於二十一世紀，且藥性特別，尚未有其他藥物可供列舉，只好單獨列為一章。

關於安眠藥❷

安眠藥的作用原理

人腦的時脈產生器

人腦有個「上行網狀激活系統」，它會不斷放出訊號，讓腦部維持清醒運作，只要讓這個「清醒系統」放出刺激訊號的頻率慢一點，人腦就會開始進入睡眠。然而，有些區域，我們可不能讓它睡著，否則可是會死掉的，例如：呼吸中樞。

誰來決定這個「清醒系統」放出刺激訊號的頻率呢？

用最簡單的比喻來講，就是兩個按鈕，一個是「開機」，另一個是「關機」，兩個都位於腦部深處「下視丘」的不同位置。另外一個是生理時鐘，該醒了，就發出訊號，按下「開機鈕」；該睡了，就發出另外的訊號，按下「關機鈕」。

醒來與睡著的按鈕

「開機鈕」的位置位於「結節乳頭核」，由神經傳導物質「組織胺」（Histamine）調控。組織胺屬於「興奮性」傳導物質，會讓人清醒。

「關機鈕」位於「腹外側視前核」，由神經傳導物質「GABA」調控。GABA屬於「抑制性」傳導物質，會讓人想睡。

而**「生理時鐘」**則位於「視交叉上核」，由神經傳導物質「褪黑激素」（Melatonin）調控。

接下來，故事就很簡單了，安眠藥的原理只有下列三種——

1. **按下「關機鈕」**：強化GABA，發揮其抑制性的力量，讓人入眠。
2. **拉開「開機鈕」**：弱化組織胺，讓其興奮性的力量無從發揮，讓人清醒不了。
3. **調整生理時鐘**：恢復褪黑激素的活性，讓作息週期恢復，或是消除時差。

以下，我們就來慢慢介紹安眠藥是怎麼完成這三點的。

按下關機鈕：GABA的作用

「關機鈕」處的神經元（神經細胞），細胞膜上面會漂浮著一種由五塊蛋白質組成的龐然大物，名字叫做「GABA-A Receptor」（GABA-A接受體），它可以說是幾乎所有安眠藥作用的交會點，重要性不言而喻。

「GABA-A Receptor」中間是一個細細長長的洞穴，一路直通到底部，甚至貫穿整個GABA-A Receptor，不用擔心神經細胞裡頭的重要物質會從中流出——事實上，那個洞並不叫洞穴，而是一個如假包換的氯離子通道，平時是關閉著的，必要時就會打開，放帶有負電荷的氯離子進入神經細胞體內。

這個氯離子通道如果打開，氯離子大量流入神經細胞，那麼，這顆神經細胞就會趨於安定，不問世事，結果就會造成它所管轄的人體清醒系統「上行網狀激活系統」發出的清醒波越來越遲鈍，而人們也越來越想睡覺。但是，如果放任氯離子繼續湧入神經細胞，那麼這個人，就會睡到忘記呼吸，死了。所以，一定要有個調控機制，否則，誰知道要放多少氯離子進來啊？

此時，我們把GABA-A Receptor的外圍瞧個一遍，我們就會發現：上面有很多孔洞，宛若鑰匙孔似的，其實，這些鑰匙孔就是一種控制通道打開或關閉的操控面板，只要碰到正確的化學物質（嚴格講是神經傳導物質），就會產生不一樣的功能。

其中，最主要的鑰匙孔，就是GABA 接合點，這個地方只要一碰到GABA這種神經傳導物質，通道就會打開，氯離子就會流進來，然後，自然就是關機程序囉！接下來，人腦就會開始越運轉越慢，進入睡眠狀態了。

當關機鈕發生問題時：增進GABA作用來解決失眠的安眠藥

傳統上，包含酒精與第二代到第五代安眠藥在內，絕大多數安眠藥都採取強化關機程序方式來解決失眠，它們涵蓋了全部「主效型安眠藥」在內，也就是說：幾乎所有的安眠藥都會透過「放大GABA的作用」來達成安眠效果。

原理是：GABA-A Receptor是一個很巨大的蛋白質，上面有很多鑰匙孔，固然，最主要的是GABA接合點，GABA一接觸該點，氯離子通道會打開；但是還是有其他鑰匙孔啊！這些接合點剛好就是給其他藥物發揮作用的舞台，每一種藥物接合上去，就會有不一樣的效果，然而，它們都會有個共同的效果，就是會導致整個GABA-A Receptor開始變形，變動的結果就是讓原來的「GABA接合點」對GABA更加敏感，一碰到GABA，就會命令氯離子通道開得大一點、開得久一點，讓更多氯離子能跑到神經細胞裡頭來，結果呢，就是讓神經更加穩定，關機程序能力倍增。

但是在不同安眠藥之間，還是有所差異的，這些差異，就決定性的影響了各種藥物的療效、副作用、成癮性與毒性，於此，分別敘述如下：

巴比妥類藥物（Barbiturates）

巴比妥類藥物在「GABA-A Receptor」有獨特的接觸點，不只一處，我們姑且統統稱為「巴比妥接合點」。

當巴比妥類藥物在低濃度的時候，巴比妥類藥物與「巴比妥接合點」碰觸後，會遵守上述的規則，放大GABA的作用來達成安眠效果。然而，「GABA-A Receptor」會很快的減少「巴比妥接合點」的數量或影響力，讓巴比妥類藥物沒得接合或接合了也沒效，結果就是藥物耐受性越來越高——剛開始服用巴比妥類藥物的人會感覺到藥效有如神，但很快就沒效了，得繼續提高劑量才能恢復原有的效果，最後，就是越吃越多，吃到上癮，不吃不能睡。

但是更可怕的在後頭：當巴比妥類藥物在高濃度的時候，巴比妥類藥物就會不遵守規則，直接充當GABA，就算在沒有GABA存在的情況下，照樣打開氯離子通道！

這下子，氯離子就會大量湧入神經細胞，然後人就會在睡眠中，連呼吸中樞也睡著，沒了呼吸，當然就再也不會醒來了。

這造成「服用安眠藥自殺」的大量社會事件，也為安眠藥留下了一整個世紀難以消除的刻板印象。

苯二氮平類藥物（Benzodiazepam,BZD）

取代巴比妥類藥物的是苯二氮平類藥物，它的作用原理也跟上述的標準流程一樣，只是，它接合的是「BZD接合點」。

苯二氮平類藥物最大的優點，就是它很守規矩，不管濃度多高，都不會冒充GABA，私下大量打開氯離子通道，所以，人們會發現：這種安眠藥怎麼吃，就是很不容易死的了。

而且，苯二氮平類藥物影響氯離子進入的方式也不一樣：苯二氮平類藥物是傾向於增加頻率，亦即多開幾次門；而巴比妥類藥物則是延長開門的時間，易放難收。兩者作用的原理不盡相同。

非苯二氮平類藥物（Nonbenzodiazepam, NBZD）

隨著對苯二氮平類藥物的研究與發展，研究者更發現了「GABA-A Receptor」其實不只有一種，相反的，種類還多到嚇死人，光從它的組成成分來說，「GABA-A Receptor」這個巨大蛋白質通道是由三種蛋白質塊拼起來的：阿爾發α（Alpha）、貝他β（Beta）、伽瑪γ（Gamma），而已經被明確證實的：阿爾發就有六種、貝他有三種、伽瑪也有三種，另外還有十來種可抽換的蛋白質塊。

因為種類太多，也對一般讀者沒什麼太大影響，所以可以不必理會它們；我們只關注其中「阿爾發」這一塊，因為：由不一樣的阿爾發組成的「GABA-A Receptor」，會位於不同的神經細胞上面，雖然每一個都會有「GABA接合點」，作用方式都一樣，但因為位置不同，被安眠藥接合時，產生的反應也不一樣。

就以服用安眠藥後，通常會有的反應：睡眠、鎮靜、失憶（記不起來吃完藥後自己幹了什麼）、運動失調（動作協調不好）、解焦慮、肌肉放鬆、宿醉（第二天還是迷迷糊糊）、抗癲癇、認知障礙（大腦昏昏鈍鈍、思考不靈光），可以透過阿爾發蛋白塊分成三大類——

苯二氮平類藥物主要作用在$\alpha1$、$\alpha2$、$\alpha3$、$\alpha5$上：

GABA-A	$\alpha1$	睡眠、鎮靜、失憶、運動失調
	$\alpha2$、$\alpha3$	解焦慮、肌肉放鬆、宿醉、抗癲癇*
	$\alpha5$	認知障礙

*抗癲癇與全部的 α 次單元體有關，但目前藥物開發主要在 $\alpha2$。

傳統的苯二氮平類藥物沒有辦法區別哪一類的「GABA-A Receptor」，反正看到了，就靠過去作用，所以吃了之後，上述所有的反應都可能跑出來。

但是，對於一位苦於失眠而服藥的使用者而言，絕對不會想要有「認知障礙」這個反應；對於年紀大的老人家，半夜會跑廁所，如果有「肌肉放鬆」這反應，可能會造成跌倒的問題，也最好不要。

所以，有沒有針對阿爾發-1（α-1）作用的安眠藥呢？只有安眠鎮定效果，沒有其他副作用呢？（當然，失憶跟運動失調還是無法避免，這只能有待進一步的研究來解決。）

非苯二氮平類藥物就是標榜著：針對阿爾發-1（α-1）作用的安眠藥，只有安眠的效果，而沒有其他的副作用。在上市之初，也確實造成了醫藥界相當高度的期待與矚目。

但也許期待太高，失望也越高，非苯二氮平類藥物效果似乎並不如預期：為什麼？或許是因為失眠的原因相當複雜，很多病人有焦慮、緊繃、不安等等問題，並非單純「引導入眠」就能處理。然而，使用過了多重藥效的苯二氮平類藥物，畢竟「曾經滄海難為水」，換成只有睡眠效果的非苯二氮平類藥物，很多人感覺不適應且對藥效不甚滿意。

顯然，「失眠」這場千年戰爭，還有得打下去。

拉開「開機鈕」：阻斷「組織胺」功能的安眠藥

前面講的都是大多數的安眠藥，回到本章之初：讓人清醒不了，也能幫助睡眠。方式就是透過「組織胺」這個神經傳導物質。

感冒或過敏的時候，免疫細胞會大量釋放組織胺，導致皮膚癢、鼻塞、黏膜腫脹；但是在中樞神經，組織胺卻變成了開機程序的關鍵物質。主要的途徑是透過先前提過的「結節乳頭核」上的第一型組織胺接收器——組織胺一旦接觸該接受器，後續反應就能使人清醒、維持警覺、增進認知。在神經運作正常的狀態下，組織胺對於維持神智清醒相當重要，但在失眠患者身上，神經細胞已經過度激活，多餘的組織胺就像是一個搧風點火的激進分子，還能再放進來作怪、讓大家神經緊繃嗎？當然不行！因此，我們使用「抗組織胺」來抑制第一型組織胺接收器，就能讓「開機程序」終止，間接的造成睡眠效果。

抗組織胺接受器共有三型：除了H1之外，還有第二型組織胺接受器，與胃酸分泌有關，很多治療潰瘍的藥物都作用於此，但與「清醒」應該無直接關係，一般不必理會它。此外，還有第三型組織胺接受器，是一種自我回饋機制，當組織胺太多，刺激到它，就會讓神經細胞減少分泌組織胺，具有自我約束的效果。

跟阻止清醒有關的，是第一型組織胺接受器，能關掉它的，就能關掉「清醒」，幫助入眠，由於目前抗組織胺藥物都不是以安眠藥被核准使用的，所以，我們等於是使用感冒、過敏時常用的「抗組織胺藥物（antihistamines）」、「抗憂鬱劑（antidepressants）」與部分「抗精神病藥物（antipsychotics）」的抗組織胺副作用來帶來安眠效果，這類藥物我們都稱為「副效型安眠藥」，我們會在後續的篇章中詳細介紹。

調整生理時鐘：促進「褪黑激素」功能的安眠藥

除了上述「睡眠／清醒開關」外，也可以透過調控「生理時鐘」來幫助睡眠，而無須直接碰觸「開機程序」或「關機程序」。

正常睡眠乃透過「松果體」分泌「褪黑激素」來啟動。只要眼睛接收到「光線」，訊號往腦部深處傳遞，就會抑制褪黑激素的分泌。唯有等到天色漸暗，光線減少的夜晚，松果體才會開始分泌。當褪黑激素隨血液循環，到達腦部的「視交叉上核」，就會啟動睡眠機制，讓人入眠。等到天亮，太陽一照，褪黑激素消失殆盡，人就會醒來。這種「光線—褪黑激素」交互作用，正是人類為何能日出而作，日落而息的原因。

然而，現代人的聲光娛樂太多，看電視、上網、滑手機，眼睛緊盯著螢幕，螢幕所發出的光線抑制了褪黑激素的正常分泌，等看到盡興後，眼睛痠痛想休息，這才發現怎麼都睡不著。或是因為輪班工作或熬夜，生理時鐘大亂，松果體抓不準何時該分泌褪黑激素，想睡的時候睡不著。也可能因年長所致，褪黑激素分泌量過低，難以啟動睡眠，形成失眠。

前述的藥物都是以直接啟動「開機程序」或「關機程序」來達成睡眠

效果，有吃有效，沒吃就沒效，無法徹底治療失眠，長久服用後，常讓病患相當氣餒。相較之下，作用在褪黑激素路徑的藥物，似乎較為符合正常生理，擁有根本治療失眠的潛力。

褪黑激素接受器目前已知的有三型，但第三型的功能尚且不明。以下介紹前兩型對睡眠所扮演的角色：

第一型褪黑激素接受器（Melatonin receptor type 1, M1）能促進睡眠，減弱生理時鐘的覺醒趨力，使睡眠訊號處於優勢狀態，讓睡眠變得深沉。

第二型褪黑激素接受器（Melatonin receptor type 2, M2）能夠調整睡眠相位（sleep phase），例如：很多人睡眠相位往後飄移，不拖到半夜沒有睡意，而且越拖越晚，甚至到了早上還睡不醒，爬不起來上班上學，實在相當困擾。透過激發本接受器，可以讓睡眠回歸正常時段，早睡早起。

照道理來說，能夠激發上述兩個接受器的藥物，稱之為褪黑激素接受體促效劑（melatonin receptor agonists），應該會是完美的安眠藥，但人類在這領域的研究時間尚短，累積知識有限，以目前已經發展出來的藥物而言，一個「抗憂鬱效果」遠優於「安眠效果」，結果變成了抗憂鬱劑；另一種雖然成功以安眠藥問世，但效果出現緩慢，需要長期服用並輔以策略運用，才可能奏效。

綜合以上，人腦極為複雜，睡眠更是複雜，試想：光是「人為什麼要把三分之一的生命耗費在睡眠之中？睡眠對於生命的功能到底是怎麼運作的？」這問題就已經難以解答，而失眠的成因一樣綜錯複雜。因此，僅能將安眠藥作用的原理加以說明，至於要找到所謂「完美的安眠藥」或是「最佳的安眠方法」，那只好留待後續研究。

主效型安眠藥❶

苯二氮平類藥物（Benzodiazepine, BZD）

所有的苯二氮平類藥物都有相同的基本化學結構，只在周邊的支鏈有所差異，目前有三十幾種安眠藥都因為擁有這個化學結構，所以擁有接近的藥理作用、療效、副作用、成癮性等等，也因此被歸於同一大類。

不過，雖然主結構相同，但周邊的差異使每種苯二氮平類藥物的療效、副作用、成癮性、毒性、代謝方式，多多少少還是有所不同的，其所造成的差異，會讓有的藥物除了安眠效果之外，還具備有優良的抗癲癇效果；有的藥物會增添抗憂鬱的效果；有的則會讓人第二天醒來，記不得服藥後發生了什麼事，要小心不要流入市面成為強姦藥；有的藥效持續長，比較不會睡到半夜就醒過來；有的作用時間短，不會造成第二天醒來頭還昏昏沉沉；有的作用快，適合入睡困難的人——各自有所不同。而該怎麼運用，則是精神科醫師的專業工作。

藥理作用

苯二氮平「口服」吸收很快，通常1—3個小時內就會達到藥物巔峰。藥物代謝主要透過「肝臟」，層層轉化為代謝物，最終從「腎臟」排出體外為止。很多病人都擔心吃安眠藥會不會傷腎？怕說西藥吃多了會洗腎。事實上，這實在太多慮。只要你不是肝衰竭的病患，都能代謝得了這些藥物，何況腎臟也不負責藥物代謝，只有將代謝物排出而已。總之，安眠藥根本不傷腎。

依照代謝速率的快慢，以及中間代謝物的活性不同，苯二氮平的作用時間可從2—3個小時到上百小時不等。如果將藥物從最高濃度降到一半所需要的時間，稱之為「半衰期」（half-live，或「半生期」），依照半衰期的長度可將苯二氮平類藥物分為三大類：

1.短效型：半衰期只有2—3個小時，例如：Triazolam、Midazolam

2.中效型：半衰期為6—10小時，例如：Alprazolam、Brotizolam

3.長效型：半衰期長於10小時，例如：Clonozepam、 Diazepam、Estazolam、Flurazepam、Flunitrazepam、Nitrazepam

失眠類型決定用藥

1.入睡困難型：入睡要花時間，但只要睡著就能睡到天亮，適用作用快、短效型的藥物。

2.入睡困難又片段早醒型：此時適用作用快、中長效型的藥物。

3.早醒型：適用作用速度普通、中長效型的藥物。

副作用

由上表可知，作用在α1次單元體的藥物，除了能啟動睡眠之外，也有鎮定的效果，所以也會有日間的鎮定效果（昏沉感），甚至失憶，動作不協調……等等的副作用。此時如果去操作機器或開車，都容易發生危險。老年人更可能因為走路不穩而跌倒，致使骨折或頭部外傷。想要避免的話，最好選擇半衰期短、藥效不長的苯二氮平類藥物。但無論如何，服用期間都最好不要開車或操作機械，走路與上下樓梯要特別謹慎，尤其夜間起床如廁更要注意。

關於失憶，通常只是「短期記憶喪失」，在服藥後感到迷迷糊糊，無法記得到睡著之前發生過什麼事情。像是藥效強又短效的Triazolam，較常出現這種狀況。但請放心，這些現象都是短期，只要藥效一過，就能恢復正常。

然而，長期使用苯二氮平類藥物後，有些人還是會抱怨學習能力沒有從前快，記憶力減退，常一轉身就忘記要做什麼了。在年輕人身上，通常比較不明顯，但在老年人身上，則可能造成精神混亂、譫妄的情形，有些時候還會讓人誤以為是老年失智症。此時，最好先減少鎮靜安眠藥的用量。

因為苯二氮平類藥物多少有「肌肉放鬆」的效果，當患者有呼吸系統的疾病時，諸如：慢性阻塞性肺部疾病等，恐怕會導致呼吸抑制。

此外，苯二氮平與「酒精」也有「加乘作用」，吃了藥又喝酒的話，會增強各種副作用。單獨服用苯二氮平類藥物鮮少會致死，但是合併酒精、巴比妥藥物的話，就不一定安全了。

大眾對於安眠藥最擔心的還是「成癮性」（addiction），包含：

- **藥物濫用**（abuse）：不恰當服用藥物，因此影響身體健康、社會功能，甚至到觸犯法律的地步。
- **藥物戒斷**（withdrawal）：長期大量使用藥物後，突然停止使用，身體一時無法適應，就會出現許多反彈症狀，除非立刻再把藥物服用回去，不然就得忍受強烈不適直到症狀完全消失。
- **藥物依賴**（dependence）：同樣劑量下，藥效越來越差，非得增加劑量，否則沒有辦法達到原本的效果，倘若突然終止使用，便會出現藥物戒斷的現象。患者明知用藥、加量不好，但為了避免斷藥不適，還是到處拿藥吞服。

一般而言，大家說的「成癮」，指的通常是藥物依賴，包含「心理依賴」與「身體依賴」——如果斷藥就會出現戒斷症狀，逼人恢復使用。某些藥物沒有這種問題，但是會帶給你快樂、舒服的感覺，讓人捨不得停止用藥，這就是「心理依賴」。以上成癮的背後原因可能是苯二氮平藥物，多多少少有α2、α3的解焦慮效果，服用後有「欣快感」（euphoria），導致病患想要多吃，不想停止服用，於是造成藥物濫用、依賴。

因為苯二氮平類藥物不像安非他命等毒品那樣，會帶給人們興奮與強烈快感，所以單純「濫用」此藥的機率很低。即使是毒癮者，多半只是拿它當輔助品而已。比較常見的是有些人吃鎮靜安眠藥，讓自己感覺比較不煩、放鬆，最好能睡著以逃避現實。不過，醒來還是得面對現實，於是只要一醒來就再吃藥，變成整天都在昏睡狀態。

在藥物「戒斷」方面，苯二氮平類藥物有明顯的藥物戒斷現象，所以長期而大量的使用之後，千萬不要驟然停藥，否則會很不舒服，甚至有癲癇發作的危險。然而，只要逐步減藥，讓身體慢慢習慣較低的藥量，也能夠避免戒斷症狀，最後將藥物完全停用。

在藥物「依賴」方面，除非一些特別強效的苯二氮平類藥物，如：Triazolam，當短期使用時，不會產生藥物依賴。但長期使用，像使用超過一個月之後，就會產生藥物依賴。

所以，苯二氮平類藥物最好視需要使用，有需要才用，沒需要就別吃。用藥期間越短越好，越長越可能出現藥物依賴。如果以長期服用，減藥必須逐步進行，也不可突然斷藥，以免出現戒斷症狀。

懷孕／哺乳

致畸胎性，至今仍未明。在胚胎最容易受到影響的懷孕初期，建議盡可能避免。如果母親生產前有長期服用苯二氮平類藥物，嬰兒出生後，因為沒有再從母體獲得藥物，可能會出現戒斷症候群。此外，由於藥物會分泌進乳汁裡，不宜哺餵嬰兒母乳，以免寶寶受到藥物影響。

目前常用於失眠的苯二氮平類藥物有Triazolam、Brotizolam、Estazolam、Flurazepam、Flunitrazepam、Nitrazepam。還有一些其他的藥物，雖然安眠效果不特別突出，但可以解焦慮、放鬆肌肉，達到助眠效果，所以臨床上也常使用，例如：Alprazolam、Clonazepam、Diazepam、Lorazepam。

藥物過量

所有的苯二氮平類藥物一旦服用過量，都可以使用Flumazenil做解藥，避免藥物中毒。

苯二氮平類藥物在台灣

以下是在台灣可以取得的苯二氮平類藥物，分別介紹如下——

Triazolam

此成分的特點是作用速度極快，藥效強，但作用時間非常短，對於入睡困難型的失眠非常好用，次日不會有藥物殘留的問題。以前我在醫院值班時，一個晚上常被叫醒來處理狀況好幾次，到後來根本睡不著。當時前輩就建議我此時服用半顆Triazolam，可以快快入睡，次晨睡飽又不會頭暈。

不過，有些人輕忽Triazolam的藥效很快，想說先吃藥，再繼續做一些事情，等有想睡的感覺再去睡，結果就出現了類似「夢遊」的狀況——理智睡著了，身體還在動作，相當危險。有些人甚至會出現「失憶」的現象，第二天根本想不起來自己做過什麼，還以為別人亂講，或是自家遭小偷。

Midazolam

此成分的半衰期相當短，也只有三小時。目前的口服劑型只有一種，使用時需注意的事項與前面的Triazolam相同。在臨床上，Midazolam更常用的是針劑，經由靜脈連續灌注，在住院病患需要鎮靜時使用，好處是藥效相當短，關掉點滴後，病患很快就能清醒。

Brotizolam

此成分的半衰期中等偏短，約4—5小時，可維持一夜的睡眠，次晨也不易昏沉。使用上的特點除了直接吞服，也可以置於「舌下」溶解吸收，對於睡前不宜喝水或吞嚥困難的病人，是不錯的選擇。

Estazolam

此成分的半衰期中等，在10—24 小時之間，作用速度還算快，又可維持一夜的睡眠，能兼顧入睡困難型與早醒型的失眠。如果次晨略微昏沉，請減半劑量使用。此藥偶見引起肝、腎功能上升，立刻停藥通常就能恢復。

Flurazepam

此藥屬於長效型的安眠藥，作用速度快且半衰期相當長，介於40-250小時。適合睡眠片段，容易早醒者使用。可於睡覺前半小時到一小時服用，等藥物濃度上來再去睡，但服藥後勿去洗澡或開車，以免發生意外。

此藥特別的是「膠囊」劑型，無法剝半，有15mg與30mg兩種。因為藥效長，初次使用請從15mg開始，以免藥量超過需要，次日還有殘留，影響精神。如果只能取得30mg的劑型，可以打開膠囊倒出粉末溶於飲料後服用。制酸劑會影響藥物作用，請勿與胃藥併服。

Nitrazepam

此藥屬於長效型的安眠藥，作用速度尚可，但半衰期很長，介於15—38小時。適合睡眠片段，容易早醒者使用。可於睡覺前半小時到一小時服用，等藥物濃度上來再去睡，但服藥後勿去洗澡或開車，以免發生意外。因為藥效長，初次使用請從半顆開始，以免藥量超過需要，次日還有殘留，影響精神。

Flunitrazepam

這藥就是大名鼎鼎的「強姦藥片」，聞名於報章社會版案件。此藥易溶於水，無色無味，藥性強又作用長，如被有意犯罪者取得，很容易下在飲料中迷昏被害人而做案得逞。建議讀者千萬不要接受陌生人請的飲料，或是讓自己的飲料離開視線，以免被下藥。

此藥常見的劑型是 2mg，故取其藥物學名之首字母F與末字母M加上2，就成了簡稱「FM2」。加上為白色圓錠，上有十字分割線，故也被稱為「十字」。目前，此藥已經被列管「第三級管制藥品」，需要醫師處方加上本人簽名，方可領用。

此成分的半衰期很長，介於18—26小時，生效速度頗快，藥效持續時間很長，幾乎可以稱為國內合法安眠藥之「藥王」。適合對其他安眠藥物效果不佳，失眠相當嚴重，既難入睡，又睡眠片段、早醒者。使用時請從半顆或四分之一顆開始，以免第二天藥物殘留，難以清醒。如果已經用到此藥，請謹慎斟酌藥量，因為已經沒有更強效的安眠藥可選用了。

Lorazepam

此成分其實是「抗焦慮劑」，但在臨床常被當成安眠藥使用。例如：因為住院不習慣的病人，晚上睡不著，先前並無服用安眠藥，這時醫師通常會開個1mg給病人，鎮定放鬆兼入眠。因為Lorazepam 口服後吸收很快，約2—4小時就達最高血中濃度，半衰期為10—20小時。由於沒有活性代謝物的生成，沒有藥物積蓄的危險。

Alprazolam

此成分是強效的「抗焦慮劑」，藥效快速，且有抗憂鬱的效果，故常作為「恐慌症」發作時的首選用藥。對於焦慮度嚴重，難以入眠的患者，反應會比Lorazaepam好。Alprazolam的半衰期為9—20小時，如果服用後在半夜就醒，很難再睡著的話，還有「長效型」可選用。

因為此藥效果迅速確實，症狀通常能迅速獲得緩解，很多病患「一吃就中」，不願意換藥減藥，還常自行加藥，故此藥被濫用的機率不低。請使用者務必依照醫囑服用，以免藥物成癮。

Diazepam

此成分可扮演多種角色：「抗焦慮劑」、「鎮定劑」、「安眠藥」、「抗癲癇藥」與「肌肉鬆弛劑」。它的藥效出現快，且維持時間長，半衰期長達20—100小時。特點還有很容易滲透進脂肪裡，長期使用後藥物累積在脂肪中，逐漸飽和，藥效就會開始顯著延長。有些醫師號稱這是「自律神經調整劑」，或許就是因為用藥一段時間後，不須頻繁投藥，仍可維持相對穩定的血中濃度，讓病患的神經緩和。不過，Diazepam對於助眠的效果並不強，多半合併其他安眠藥使用，作為延長睡眠的角色。請勿因為服用後無明顯感覺，就長期大量服用，仍須小心其脂肪蓄積性，以免藥物中毒。

Clonazepam

此藥的抗癲癇效果與肌肉放鬆效果很強。藥效快速，作用時間也長，半衰期為18—50小時。

治療計畫

苯二氮平類藥物的成癮性雖低，但長期使用，通常連續服用超過一個月，就有藥物依賴的可能性。所以，失眠的藥物治療都需要預定期限，不能要求醫師無止盡照開下去。一開始，醫師就會計畫藥該吃多久，並在這期間中，找出失眠的主要原因，與你討論該如何根本解決。例如：處理家人間的衝突、調整作息時間、換合適的工作、治療內科問題……等等。如果醫師評估必要時，得安排心理治療或團體治療。如果醫師無法說出對你失眠的治療計畫，聽到失眠就開藥，那他／她或許不是失眠治療方面的專家。如果你的失眠持續超過一個月，建議你接受轉介到專門的精神科或神經科門診處理。

倘若用藥無效，請跟醫師討論不滿意之處，可以試著增量或換藥。倘若藥物總劑量已加到治療上限時，或許需要使用副效型的安眠藥，諸如：低劑量的抗精神病藥物、抗憂鬱劑、抗組織胺，或是希望徹底調整生理時鐘，則可使用褪黑激素受體促效劑。

主效型安眠藥❷

非苯二氮平類藥物（Nonbenzodiazepine, NBZD）

苯二氮平類藥物與GABA接收體結合時，會改變GABA-A接收體的型態，甚至讓接收體有些受損，長期使用後還是會出現藥物「耐受性」、「依賴性」，突然停用也可能出現「戒斷症狀」、「反彈性失眠」。所以，有人很怕吃安眠藥，不只擔心會越吃越重，還擔心停藥後失眠會變得更嚴重。其實，多數人的失眠只是「陣發性」，用藥一陣子之後，往往自行恢復正常睡眠，不知不覺中，就忘記吃藥了，即使停藥後出現反彈性失眠，也頂多持續一陣子，之後就會回到原狀，失眠問題不會一直糾纏著患者。

基於這類偶發性、陣發性的失眠患者，人類對於療效短、副作用更少、毒性更低、成癮性更少的短期使用安眠藥更是需求日殷。而第五代安眠藥：非苯二氮平類藥物（Nonbenzodiazepine, NBZD）的發明，就成為二十世紀末、二十一世紀初，睡眠醫學中，最受矚目的一類藥物。

非苯二氮平類藥物的化學結構與苯二氮平類藥物截然不同，卻有相似的藥理作用。研究顯示：非苯二氮平類藥物相較於苯二氮平類藥物，有著更少的副作用、更低的成癮性，與更專注的療效，只針對睡眠而設計，對於認知功能更不會有損傷。由於它們的學名首字母都是「Z」，所以也被稱為「Z-Drug」。

不過，在臨床使用久了，使用者與部分研究逐漸發現：非苯二氮平類藥物的優點，似乎只存在於短期使用之中；倘若長期使用後，就會喪失其原有的優點，變得跟苯二氮平類藥物差不多，有著相似的成癮性、副作用等等。

雖然說，它們都歸屬於第五代安眠藥：非苯二氮平類藥物，而市面上銷售的藥物也不少，但是基本上，都是三種各自獨特的藥物，有著各自不同的特性。這三類藥物，目前在台灣都已經上市超過十年，使用經驗也相當豐富了。讀者如果拿到這類藥物的處方時，不需要擔心成為實驗白老鼠。

非苯二氮平類藥物在台灣

以下是在台灣可以取得的非苯二氮平類藥物，分別介紹如下——

Zolpidem

此成分經由口服後，藥效發揮相當快速，多數的人在15-30分鐘內就能睡著。因為此種作用快速的特性，此藥好用到出名。幾乎你到一般診所抱怨失眠，醫師都會先開此藥給你。這藥的優點為僅作用在GABA-A α1接收體，藥效單純，只能助眠。加上它不影響睡眠結構，除了縮短入睡時間、減少夜間醒來的次數、增加總睡眠時間，也能增加深層睡眠時間，且不影響快速動眼期（Rapid Eye Movement, REM）的睡眠時間。讓人能夠睡一場「正常睡眠」。因為它不像大多數苯二氮平類藥物會壓抑REM睡眠，依照經驗，主述為「多夢」者使用後，在做夢量方面不太減少。

但是，此藥也因其「夢遊」問題而相當有名，例如：服藥後沒睡，倒是開始猛吃東西、亂說話、四處走動，表面上看起來眼睛張著，還能動作，然而言行卻已不受理智控制。而且，當事人次日常常完全不記得發生過什麼。我有遇過病人服藥後去商店遊晃，隨手拿了東西卻沒付錢，而被送到警局。也有在醫院拿藥後，想說要立刻睡，住家又近，吃了藥開車回家，沒到家門口就出了車禍。避免這類意外事件最好的方法就是——服藥後「立刻就寢」！服藥上床前，也請告知家人不要再打擾，尤其不要以為反正還沒睡著就把人挖起來。此時，人表面上是醒著的，但不保證神志清楚。如果即使這樣，還是有發生此類事件，務必告知醫師改藥，往後也避免再使用此藥。

除此之外，它的半衰期很短，只有2—3個小時，很快就分解完，不影響第二天的精神。工作性質需要相當專注者，也可以使用。如果嫌藥效太短，目前也有「長效型」可以選用。但我個人的臨床經驗顯示，此藥的長效型劑量設計不佳，僅有6.5mg，僅約速效型10mg的一半，還要分一半快速釋放，一半緩慢釋放。病患常抱怨連睡都睡不著，哪還能感受到延長睡眠的效果？

本藥是由肝臟負責代謝的，所以肝功能不佳者，應減半使用。除此之外，只要合理使用，不會有傷害肝腎之虞。但是對於懷孕婦女或哺乳中的婦女，因為本藥無法排除對胎兒與嬰兒的危險性，不宜使用。

藥物依賴與濫用：雖然Zolpidem號稱只選擇性接合於GABA-A α1接收體，照理說沒有鎮靜的效果。但當一口氣吃到高劑量（三顆以上），GABA-A α2的效果可能就出現了，產生心理上的輕鬆感，所以很多濫用者喜歡上這種感覺而大量吞服。這樣的吃藥法會產生抗藥性，吃多了也不會睡，卻可以感到平靜，暫時從壓力中解脫出來，以至於上癮。加上服藥後的失控狀態，常會出現「追藥」的狀況，病患會無意識地一顆接一顆地吃個不停，最後自己也不知道服下多少藥物，相當危險。

以前我遇過要求住院戒藥者，她一個月可以吞掉五百顆藥，到最後她必須四處找人開藥，整天都在跑醫院與診所拿藥，加上藥物導致的失神狀態，工作表現大幅滑落，又常跌倒受傷出意外。

所以，目前這種藥品已經被健保局控管，除了精神科與神經科醫師評估需要者能開到每天兩顆外，其他醫師頂多只能處方一天一顆。且開立前一定要確認雲端藥歷與健保卡紀錄，沒有重複用藥才能開。而且，管制藥品管理局也出具過公文，要求醫師不要開給病患自費處方購藥。所以，千萬不要濫用此藥，以免將來求藥無門。更嚴重者，可能會惹官司上身，例如：偷竊、車禍肇事……等等。

Zaleplon

此成分經由口服後，藥效也相當快速，同樣需要立刻就寢。它也僅作用在GABA-A α1接收體，只能導眠，無法解焦慮、放鬆肌肉。 Zaleplon可以顯著縮短入睡期，適用於「入睡困難」者。但因為它的半衰期更短，只有1—1.5個小時，無法維持睡眠以減少清醒次數，及無法改善睡眠品質。好處是藥物很快就分解完，不會影響第二天的精神。如果希望睡得更好，可以加到20mg，藥物排除時間就會延長。

不過，我們的臨床經驗是，此藥相當「溫和」，適合單純失眠者。如果有煩心的事，或是失眠狀況較嚴重者，恐怕會「吃不動」（無效）。而且，服藥後絕對要躺好，別胡思亂想，不然藥效難以發揮。因為算溫和派，藥物市占率沒有Zolpidem那麼高。但，Zaleplon最大的優點就是抗藥性低，即使服用到六個月至一年也鮮少產生抗藥性，反彈性失眠與戒斷症狀也不明顯。所以，以前沒有藥物濫用史的病人，不會造成濫用。不過，有藥物濫用史的病人，還是具有潛在的危險，需要監控用量。

本藥一樣是由肝臟代謝，所以肝功能不佳者，應減半使用。腎功能不佳並不需要調整劑量。但是對於懷孕婦女或哺乳中的婦女，因為本藥無法排除對胎兒與嬰兒的危險性，不宜使用。

Zopiclone

此藥雖然是Z-Drug，但與前面兩者的作用機轉不同，並非專一作用在GABA-A α1接收體，而是類似苯二氮平，同時作用在GABA-A α1、α2、α3、α5，類似短效的苯二氮平，除了安眠之外，也有鎮靜、抗癲癇、肌肉鬆弛的作用。

Zopiclone口服後吸收良好，半衰期約五小時，比前兩者的藥效稍長，有些人醒來會感覺藥物殘留。它能夠加速入睡、減少清醒次數、增加睡眠總時數 、增加深度睡眠、改善睡眠品質，不太影響睡眠結構。

本藥最令人感到不愉快的副作用就是：它的代謝產物會分泌到唾液，部分服用者會感到苦味。有的只有一早醒來覺得口苦，有人則抱怨苦味持續一整天，甚至有的還跑去看中醫，還以為是自己胃火肝火大。很多病患因為苦味而要求醫師換藥，致使醫師很少以它為首選安眠藥。

本藥的代謝比較特別，雖然也是經由肝臟代謝，但是排泄的過程中，有50%是由肺以二氧化碳呼氣排出的。

Zopiclone常見的戒斷症狀有失眠、焦慮，但是短期服用不常發生反彈性失眠，且對睡眠結構影響較苯二氮平類藥物少。它也沒有抗藥性，不太會越吃越多，且少見藥物依賴與藥物濫用。重點是，不會「夢遊」，相對安全。

對於懷孕婦女或哺乳中的婦女，因為本藥無法排除對胎兒與嬰兒的危險性，不宜使用。

藥物過量

所有的非苯二氮平類藥物都跟苯二氮平類藥物一樣，萬一服用過量，都可以使用Flumazenil做解藥，避免藥物中毒。

副效型安眠藥❶

抗組織胺

「醫師，我最近失眠。但是，我不要吃安眠藥！你幫我開那種不是安眠藥，但可以幫助入睡的助眠劑！」

因為社會大眾對於安眠藥有非常多的迷思，例如：只要吃到安眠藥就得一輩子吃下去、不吃就睡不著；或者是安眠藥的副作用很多，甚至吃了會死掉。因此在診間裡，經常可以聽到病人提出類似的要求——不是安眠藥的安眠藥？

如果你是在一般內科、家醫科、耳鼻喉科，醫師點頭答應後，通常你會拿到的就是「副效型安眠藥」之中的抗組織胺藥物了。

何謂「組織胺」？

要說抗組織胺藥物，就得先從組織胺說起。所謂組織胺，是一種低分子量的胺基酸，會與體內的「組織胺接受器」作用。「組織胺接受器」比較為人所知的有四型：H1、H2、H3、H4。

H1跟過敏反應、鎮定效果有關；H2跟胃酸分泌、胃潰瘍；H3主要分布在大腦皮層，主要功能為抑制組織胺等神經傳導物質的生成與分泌；H4幾乎都分布在骨髓與白血球之中，與免疫系統調節有關。

由於H1的分布最廣，影響最大，在本章裡頭，我們如果提到組織胺，而沒寫哪一型的話，都是指稱H1。

它存在於許多器官之中，作用各自不同，一旦接觸到組織胺，組織胺接受器就會被啟動，開始一連串的反應。不同部位的組織胺接受器，其功能各自不同，一些常見的症狀，諸如：流鼻水、皮膚過敏、胃酸過多等等，都跟組織胺有關。

抗組織胺藥物

第一個抗組織胺是在1930年代被發現的。到了1950年代時，抗組織胺已經廣泛被使用於過敏反應的治療，效果不錯，只是有鎮定效果，很多患者吃了會有嗜睡的副作用。例如老式的感冒藥多含有抗組織胺，吃了就會昏昏欲睡，不但影響工作，開車或操作機器時服用，還可能造成意外。

為了提高療效，減低副作用，人們繼續研究，各種新藥陸續被開發出來，到了1980年代，嗜睡的問題才被解決。因此，吃了讓人不會昏昏欲睡的抗組織胺，就被歸為第二代抗組織胺；而舊型的呢？就稱為第一代抗組織胺。

老藥新用

第一代的抗組織胺藥物透過阻斷組織胺接收器 H1，減少組織胺的作用，減輕身體的過敏反應，治療流鼻水、打噴嚏、搔癢等等症狀，但也常有「嗜睡」的副作用。有很多人吃感冒藥後後抱怨昏沉、頭暈，覺得很苦惱。但是，對於「失眠」病患呢？

非常有意思的，當我們換一個角度來思考時，這類老藥就頓時變年輕了——它們不再是一堆討人厭的吃了會讓人昏昏欲睡的感冒藥中的一種成分；反過來，卻成了一種全新作用機轉的安眠藥，而且成癮性低於先前所述：第一代到第五代的「主效型安眠藥」，甚至，食品藥物管理局並沒有將之歸入麻醉藥品管制中，成了一種可以出現在成藥裡頭的合法安眠藥。

抗組織胺可以取代「主效型安眠藥」嗎？

傳統醫界對此爭議不休，多數的看法是：抗組織胺無法真正替代安眠藥，因為有下列幾點問題——

- **藥效較差：**治療失眠的能力較差，輕微失眠有用，對於嚴重失眠的患者效果不佳。本藥引發的睡眠品質也不好。
- **副作用問題：**抗組織胺會有抗乙醯膽鹼效果，會造成口乾、便祕、視力模糊、尿不出來、記性變差等惱人的副作用，若有輕微老人失智症的話，還會惡化病情。
- **安全性較低：**萬一患者過量服用，可能會有譫妄（意識不清且精神狀態混亂），甚至可能會有生命危險。如果又跟其他具有抗乙醯膽鹼作用的藥物，例如：抗精神病藥物、抗憂鬱劑合併使用，更容易中毒。患有慢性病的中老年人也是要注意的高危險群。
- **難以列入管制藥品：**本藥是治療感冒、流鼻水、鼻塞、眼睛紅腫、過敏的主要用藥，廣泛存在於感冒成藥之中，倘若要將之列入管制藥品，那麼所有感冒成藥都可以不用賣了，出國攜帶常備的感冒藥也得出示醫師證明，表示這並非毒品，而是由醫師正式處方（攜帶麻醉藥品管制的藥物進入特定國家可能會遇到安檢），而且，依理類推，只要有嗜睡效果的藥就要管制，那可就管制不完了。
- **濫用風險：**由於本藥並非管制藥品，也有成藥販售，民眾可在藥師指導下自行購買，因此，倘若嚴重失眠的患者害怕：「吃安眠藥一吃就停不了」，就改吃這一類「助眠藥」（非管制性藥品），發現沒效，於是吃了又吃，吃到過量，反而可能中毒。

● **成癮性：**雖然抗組織胺的成癮性低於一般安眠藥，但是大量服用久了，身體還是會逐漸習慣，嗜睡效果越來越弱，變成不吃就不能睡。

然而，抗組織胺類藥物也有其不可取代的優點，那就是在懷孕用藥分類上，區分為B級用藥，而幾乎所有安眠藥都是列為C—D級用藥，當使用劑量不太高時，前者對胎兒的影響較小，是懷孕婦女在失眠時的可選擇用藥。

抗組織胺在台灣

以下是國內常用的藥物——

- Diphenhydramine
- Cyproheptadine
- Promethazine
- Hydroxyzine

以第一代或第二代來判斷，只是通則。臨床上遇過有的人體質特殊，服用後的反應正好相反，簡單講，也會發生有人對第二代抗組織胺特別有嗜睡反應的。所以吃哪一種較好？請你以自己使用後的反應為準。

結論

其實，為了要避用安眠藥而選其他的藥物替代，讀完本書之後，你恐怕會發現替代藥物並沒有比安眠藥好。除非你是懷孕中婦女，否則，抗組織胺優於「主效型安眠藥」的地方就是「成癮性較低」，輕微失眠的患者可以考慮只服用抗組織胺藥物，而一旦是失眠多時、甚至長年失眠的患者，抗組織胺充其量只能作為輔助品而已，無法取代正規的安眠藥。

副效型安眠藥❷

抗憂鬱劑

在前一章當中，我們提到了——患者因為對於安眠藥有非常多的迷思，例如：只要吃到安眠藥就得一輩子吃下去、不吃就睡不著；或者是安眠藥的副作用很多，甚至吃了會死掉。所以常常提出一種要求：「醫師，我最近失眠。但是，我不要吃安眠藥！你幫我開那種不是安眠藥，但可以幫助入睡的助眠劑！」

我們隨後也指出：如果你是在一般內科、家醫科、耳鼻喉科就診，醫師點頭答應後，通常你會拿到的就是「副效型安眠藥」之中的抗組織胺藥物。

那麼，相同的情形如果搬到精神科或身心科來呢？醫師會開的藥，除了抗組織胺藥物，還會多了兩種：具有嗜睡效果的抗憂鬱劑跟抗精神作用劑。

在本章中，我們主要要談的，是具有強烈嗜睡效果的抗憂鬱劑：三環抗鬱劑（Tricyclic antidepressants, TCAs）與四環抗憂鬱劑（Tetracyclic antidepressant）。而部分的選擇性血清素再回收抑制劑（Specific Serotonin

Reuptake Inhibitor, SSRI）跟褪黑激素接收體的抗憂鬱劑（Melatonergic Antidepressant）也會有嗜睡的效果。

三環抗鬱劑 （tricyclic antidepressants, TCAs）

顧名思義，這類抗憂鬱劑的分子結構式裡有「三環」，屬於前一代的憂鬱劑。適應症有：憂鬱症、焦慮症、恐慌症、強迫症……等等。

對於失眠的病患，因為三環抗鬱劑有「抗組織胺」H1 的效果，造成嗜睡。對憂鬱症患者而言，抗憂鬱是療效，而嗜睡是副作用。但是，對於失眠的患者而言，此種嗜睡副作用卻是渴望的效果，醫師正好可利用此點，開三環抗鬱劑給病患助眠。

因為三環抗憂鬱劑還有「抗乙醯膽鹼」的效果，常造成便祕、口乾、視力模糊……等等副作用，以致在新一代抗憂鬱劑SSRI（選擇性血清素再回收抑制劑）問世後，被逐漸取代了。

目前在臨床上還常有使用的有：

- Amitriptyline
- Imipramine
- Clomipramine
- Doxepin

以治療憂鬱症合併失眠的病患來說，三環抗鬱劑算是一藥雙效。但是，單純失眠的病人使用時，劑量需要酌減，只在睡前服用。

四環抗鬱劑（Tetracyclic antidepressants）

相信大家已經可以舉一反三了，四環抗鬱劑就是有「四環」。因為它可能的作用機轉是提升正腎上腺素與血清素的濃度，所以也被稱為SNRI類的抗憂鬱劑。

目前在國內最常使用為：

Mirtazepine

Mirtazepine 「抗組織胺」H1 的效果，嗜睡副作用強烈，故也常用來助眠。

須注意的是，Mirtazepine除了便祕與口乾等副作用之外，臨床上常見病患服用後食慾上升，導致體重增加。所以，最適合於吃不下又睡不著的憂鬱症患者，一藥三效。不過，注重身材人士或已有三高問題者，建議你盡量避免選它來助眠，免得將來還需要減重。

Trazodone

這藥的分子結構雖然也有四個環，但不像四環抗鬱劑那樣彼此相鄰，只好自成一類，因為它同時有血清素再回收抑制劑的功能，也有血清素拮抗的功能，所以也有人將之歸於SARI（血清素拮抗—再吸收抑制劑）。Trazodone用來治療憂鬱症需要用到每天 150mg-600mg （3到6顆），頗不方便，故在新一代抗憂鬱劑問世後，逐漸少用來治療憂鬱症。但如果將劑量調降為 25—150mg （半顆到3顆），只在睡前服用一次，因有明顯嗜睡感，且半生期只有6—8小時，符合正常睡眠長度，次日不會暈沉，且會增加慢波睡眠，頗適合開來助眠。

Trazodone雖然是抗憂鬱劑，有四個環，但它沒有抗乙醯膽鹼的副作用，所以中毒致死的機率少，而且其安眠效果特佳，非常適合安眠之用。一般的失眠，若非憂鬱症引起的，醫師比較少用三環抗鬱劑來治療，但是，Trazodone的使用機率就高多了。有人甚至認為：根本該將Trazodone視為一種安眠藥的。

選擇性血清素再回收抑制劑

（Specific Serotonin Reuptake Inhibitor, SSRI）

此種新一代抗憂鬱劑每天只需服用一次，比起三環抗鬱劑得照三餐服用方便許多，且副作用較少，大大提升了憂鬱症患者的治療意願。所以，近年來橫掃市場，幾乎取代了三環抗憂鬱劑的地位。然而，能夠助眠的嗜睡副作用也較低，且藥價相對昂貴，較少醫師會開來助眠。

不過，還是有幾種選擇性血清素再回收抑制劑有嗜睡效果，其中最強也較常用來助眠的是：

Paroxetine（商品名：Apo-Paroxetine, Caremod, Eugine, Loxamine, Paroxe, Paroxin, Seroxat, Setine, Xet, Xetine-P）

多年前在外院工作時，某外科醫師因情傷而情緒低落又失眠，我正好手上有Paroxetine樣品，就給他試用。結果，當晚他是睡著了，但是第二天開刀時還昏昏欲睡，差點失手。後來分析起來，SSRI之所以能夠一天只服用一顆，便意味其藥效較長，故使用時必須注意患者的工作是否需要高度警覺性，以免發生危險。

藥物安全性

三環抗鬱劑的安全性不及苯二氮平類的安眠藥，過量服用可能造成中毒，嚴重可能致死，加上副作用較多，醫師已經不太愛用。目前在治療憂鬱症時，首選藥物為新一代的抗憂鬱劑，方便、副作用少，安全性又高。

然而，抗憂鬱劑的成癮性較主效型安眠藥低，大量服用也無欣快感，很難濫用也不太能產生依賴性。如果屬於高劑量的苯二氮平類安眠藥也無效的難治型失眠，或是有濫用安眠藥傾向的病人，或許能以抗憂鬱劑替代使用。當然，倘若失眠患者合併有憂鬱症狀，上述的抗憂鬱劑倒可優先選用，達到「一種藥物，雙重功效」。

副效型安眠藥❸

抗精神病藥物

抗精神病藥的歷史，可以推究到1950年代。當時，人們為了研發更新更好的抗組織胺，合成出一種藥物Chlorpromazine。它是一種化合物phenothiazine的衍生物，具有強大的抗組織胺效果，被運用於手術麻醉的輔助劑。

兩名法國麻醉科醫師在使用時，意外發現一些精神病患接受手術之後，症狀似乎好轉了。敏感的他們懷疑是Chlorpromazine的功效。此一想法隨後得到兩名法國精神科醫師臨床實驗的證實：Chlorpromazine確實可以減少思覺失調症患者的精神症狀。

在這之前，人類對於思覺失調症是束手無策的，唯一有效的治療藥物只有蛇根鹼，但這藥會造成嚴重的憂鬱與低血壓，危險性很高，使用上不方便。

可想而知，Chlorpromazine的發現，振奮了整個精神醫學界，各地學者紛紛投入研究，也陸陸續續證實了Chlorpromazine的療效。只不過可惜的是：Chlorpromazine的副作用很多，包括鎮定、安眠、口乾舌燥、便祕、解尿困難、心臟毒性等等。

為了提高療效、減少副作用，各種新藥一一被開發出來，有些藥物類似Chlorpromazine，有些不像。但不管怎樣，人們發現這些藥物有個共通特性：它們都會跟腦中的多巴胺接受器拮抗。

儘管原理到現在還不是很清楚，但基於治療的廣大需要，已經有一大堆多巴胺拮抗劑被研發出來，都已經被證實可以治療精神症狀。其中，抗多巴胺能力強的，就被稱為「高劑效的抗精神病藥」，抗多巴胺能力差的，則稱為「低劑效的抗精神病藥」。低劑效抗精神病藥在用量上得比高劑效抗精神病藥來得多，才能達到相同的多巴胺拮抗能力。到了1990年代以後，人們更發現一些「多巴胺—血清素拮抗劑」（同時拮抗多巴胺跟血清素兩種化學物質），效果更優於原本的多巴胺拮抗劑，而副作用更少。因此，過去的多巴胺拮抗劑通常稱為第一代的抗精神病藥；後者，當然就稱為第二代的抗精神病藥了。

不管是第一代還是第二代，抗精神病藥物的副作用向來不少，其中，鎮定效果一直是一個非常顯著的副作用，而且效力甚至超越主效型安眠藥，而成為所有安眠藥之冠。所以，雖然抗精神病藥物的療效在於減少幻覺、妄想、混亂言語、混亂行為等等症狀，而鎮定效果這種副作用，卻讓很多精神病患不喜歡吃藥，因為服藥會讓他們整天昏昏沉沉想睡覺。然而，他們所討厭的嗜睡感，對安眠藥無效的失眠患者而言，卻是渴求至極的「療效」啊！

安眠藥的終極武器

很多人會很詫異的說：「又沒瘋，為什麼要吃抗精神病藥來幫助睡眠？」從此就不難想見，在極度嚴重的失眠患者身上，那種求助無門、欲求一夜好眠而不可得的痛苦有多深了吧！事實上，在過去，抗精神病藥曾經一度稱為「重鎮定劑（Major Tranquilizer）」，用來跟一般的安眠藥「輕鎮定劑（Minor Tranquilizer）」有所區別，雖然，隨著抗精神病藥物的發展，越來越多嗜睡效果不高的抗精神病藥物問世，這些名詞已經少為人用，但不難想見，只要刻意挑選嗜睡效果強的抗精神病藥物，安眠的效果會有多強吧！

有意思的是：適合作為「副效型安眠藥」的抗精神病藥物，嗜睡效果雖然很強，但成癮性反而比「主效型安眠藥」低，也不會產生意識朦朧、釋放壓抑的自己或欣快感，也因此不太會有人想拿來濫用（光聽名字就令人不太舒服）。

安眠效果強的抗精神病藥

每種抗精神病藥物的特性不盡相同，希望能夠用來助眠的話，需要選擇鎮定效果強的，以下是目前較常選用的——

第一代抗精神病藥物

- Chlorpromazine
- Clothiapine
- Thioridazine

這幾種藥物的抗組織胺效果強，嗜睡狀況明顯。常見的副作用包括：口乾舌燥、尿液瀦積（尿不出來）、便祕、青光眼惡化、心律不整、視力模糊、噁心嘔吐、體重增加等等。

至於第一代抗精神病藥物可能會產生的副作用，例如：椎體外症候群（四肢僵硬、手抖、表情呆滯，動作卡卡像機器人等等）、「急性肌肉失張」（脖子往一邊一直轉過去、眼睛往上轉等等），或靜坐不能（坐不住，一直想動，或是想變換身體姿勢）之類的，在這些藥物上面，反倒不容易出現。

此外，像Chlorpromazine有感光性，服用後請盡量避免日曬，因為曬後膚色是偏灰黑色，並非健康的古銅色，愛美的女性應該會頗為困擾。

上述的副作用都是可逆性的：也就是說，就算真的出現了副作用，只要一停掉藥物，這些副作用就會跟著消失。

唯一要特別注意的，是相當罕見的遲發性異動症：服藥一陣子之後，身體出現不自主動作，例如：舌頭亂動、發出怪聲、身體不自主搖晃等等。這一類現象雖然不容易發生，但萬一發生，就很難消失，所以，只要出現此種現象，務必立刻找醫師評估，減藥或停藥，就能讓這問題停止發展下去。倘若一發現有異狀，就立刻處理，不但不會繼續惡化，許多新研究顯示：經過一段時間，還會恢復回來。

非傳統抗精神病藥物

- Quetiapine
- Clozapine

這兩種藥物同樣嗜睡效果強，雖然較少傳統抗精神病藥物的副作用，但臨床上較少用到。因為Quetiapine的藥價高，而Clozapine則有1%的機會引發白血球過低，有致命的可能，必須定期抽血監測，頗為麻煩。

以上提到的藥物都常會導致「姿勢性低血壓」，故服藥後半夜如需起床如廁，請緩慢起身後再行走，以免姿勢改變過快而頭昏，容易因此跌傷。

此外，抗精神病藥物還會使人食慾上升，吃什麼都好吃，怎麼吃都吃不飽，但又倦怠而懶得動。長期下來，很多使用者變得越來越圓潤，身材走樣。如果逼不得已需用抗精神病藥物助眠，請務必忌口，以免一暝大一寸。

風險衡量

講了這麼多，難道抗精神病藥物一無可取？那這個章節乾脆刪掉好了，醫師為什麼還會開呢？

這就涉及到了風險衡量的問題。因為在嚴重而無法控制的失眠時，我們能採取的因應措施只有三種：

1. 死守現有的助眠方法，要患者忍耐失眠，或試用一堆效果不確定的方法。
2. 升高主效型安眠藥用量，超過建議用量。
3. 使用副效型安眠藥，例如：抗精神病藥物。

第一種是家屬或很少失眠的人喜歡採用的，表面上是保護失眠者的身體健康，實際上是缺乏同理心，更是低估了睡眠剝奪的危險性。當主效型安眠藥已經無法控制失眠時，其他方法也很難發揮效果，讓人反覆去使用一堆效果不確定的助眠方法，不啻是把人當實驗白老鼠看待。最糟糕的是，自從第四代的安眠藥：苯二氮平類藥物問世以來，安眠藥的成癮性、副作用、毒性都已經大幅減少，但是持續剝奪睡眠可是會致命的。

第二種是部分失眠者偏好使用的。在苯二氮平類藥物的使用下，致死劑量與建議劑量的差距有相當大的距離，倘若失眠者本身身體並沒有特別的疾病，諸如：糖尿病、腎臟病等等，也沒有合併飲酒、使用毒品、其他藥品的狀況下，即便有限度的超過建議劑量，要承受的風險並不是很大。問題是，主效型安眠藥的藥效在超過建議劑量之後，邊際效應就快速遞減，就算多吃，也不會增加太多幫助，但藥物的耐受性（要達到相同效果所需要的劑量）會快速上升，平白造成成癮與副作用的問題，對於解決失眠，助益並不大。

第三種解法，就是在前兩種方式都會碰壁的狀況下，風險權衡下，才會出現的，跟其他副效型安眠藥一樣，抗精神病藥物的最大優點是：很難成癮、更難被濫用。而有些會造成失眠的毒品（如：安非他命）濫用或精神疾病（如：躁症發作），抗精神病藥物不只可以帶來安眠效果，還同時可以治療其症狀；甚至有些安眠藥濫用或酒癮患者，在勒戒過程必然會產生的失眠，也可以透過抗精神病藥物來加以治療。當然，當醫師面臨到「不想增加患者傳統安眠藥的用量」或「傳統安眠藥已經加到不能再加」時，也會選擇使用抗精神病藥物來充當替代性的安眠藥物。

褪黑激素促效劑（Melatonin receptor agonist）

「褪黑激素促效劑」跟「褪黑激素」是不一樣的東西，雖然有高度的相關性，但是在學理上與實際運用上，仍然是兩個不一樣的事物，不能混為一談。在本章中，我們會分開來介紹。

褪黑激素（Melatonin）

1958年，皮膚專家Lerner從牛的松果體中提煉出一種物質，然後餵給青蛙吃，發現深色青蛙的皮膚褪色，因此命名為褪黑激素（Melatonin）。

這激素在人體內是由松果體（pineal gland）所分泌，作用於褪黑激素接受器，最主要功能為調節日夜週期，當光線進入眼睛的視網膜時，會激發神經衝動到視交叉上核（suprachiasmatic nuclei），阻止松果體生產褪黑激素，所以，只有到了黃昏以後，光線減弱，褪黑激素才會開始分泌，在午夜到早上八點達到最旺盛的時刻。

這個分泌週期在嬰兒出生之後的第三個月就會建立完成，而後隨著年齡增長，褪黑激素的分泌會逐漸減少，通常在進入青春期之後，整個週期的循環會向後遞延，常見的結果就是變得更晚睡。

褪黑激素在體內還有更多功能，例如：它也是抗氧化劑的一種、也會參與免疫反應、跟血壓與性慾與食慾也有關聯，但並非本章所關切的重點，於此就不多著墨。而在臨床上，褪黑激素與睡眠的關聯也是最被人所重視的一環——由於它在嬰兒時期的分泌達到高峰後，就會隨著年齡而逐漸減少，想當然耳的，隨著年齡增長而日益增加的失眠，是否跟褪黑激素有關？而補充褪黑激素是否能改善熟年以後的失眠問題？

然而，相關的研究結果卻意見分歧，而且相當兩極化。以目前常見的劑型：由膠囊所封裝的液體，分為直接作用型與緩慢釋放型兩種，有的研究顯示：不管哪一種，都能有效改善失眠問題，甚至能重整不規律的睡眠習慣，提高睡眠品質，增加白天時的清醒程度；偏偏也有一些研究報告與回顧顯示：改善的幅度並不顯著，無法證實是來自褪黑激素的療效。

但是，由於市場對於「能夠根本解決失眠問題並恢復睡眠週期的藥物」需求實在太大了，因此在基礎研究都還不紮實的狀況下，一堆「可能的療效」都已經被描繪得栩栩如生了，最常見的包括——

● **幫助睡眠：**褪黑激素跟睡眠的關聯性非常明顯，特別是與年紀有關的失眠，所以補充褪黑激素「可能」有助於改善失眠。

● **調節時差：**搭飛機跨越時區時會出現時差，褪黑激素「可能」可以改善時差的問題。

● **安定情緒：**血清素是褪黑激素的前身，缺乏血清素會使情緒受到影響，所以褪黑激素「可能」有助於穩定情緒。

● **抗衰老：**褪黑激素可以抗氧化、清除自由基，「可能」可以防止或減輕細胞遭到氧化物及自由基的傷害而達到「抗衰老」的作用。

● **提升免疫力：**研究者觀察到褪黑激素有促使T細胞分泌一些細胞介質而使身體免疫力增強的現象，所以補充褪黑激素「可能」可以提升免疫力。

● **抗癌作用：**依照上述理論推測，既然褪黑激素能清除自由基、增強免疫力，及直接抑制細胞之有絲分裂及增生等，「可能」會有抗癌的作用。

由上述幾點來看，根本就是廣大群眾心目中的「熟齡靈藥」，因此，在褪黑激素的療效被充分證實以前，以「健康食品」名義上市的褪黑激素，就已經打開了廣大的市場。至於確切療效如何，仍有待更多研究報告與時間來證實。

褪黑激素在台灣

褪黑激素來台叩關時間相當早，但因衛生署於民國85年間，公布含有「褪黑激素」的產品皆應以「藥品」管理，偏偏迄今尚無產品取得「藥物許可證」，因此，國內醫師並不能合法開立「褪黑激素」的處方。

結果，這就造成了以「健康食品」名義進口的褪黑激素產品大行其道。但這更加深了原有的問題：

第一、從過往健康食品的經驗，各廠牌製品標示與實際劑量可能差異頗大，光從外觀的廣告詞很難判斷實際吃進去多少單位的褪黑激素；第二、綜合各項研究，至今尚無法確立人體有效劑量是多少，這等於給各廠商一個護身符——因為誰也搞不清楚吃到多少時才會有效？至多只能從標示與實際含量是否相同來加以檢核。第三、褪黑激素並非沒有副作用，也不是不會吃到過量：自台北榮民總醫院毒藥物防治諮詢中心的紀錄（引用自國家健康食品資料庫），自民國85年2月至86年4月間，共有39名因Melatonin過量而尋求協助，幸而均只是嗜睡、頭暈及全身虛弱，並未有嚴重或無法挽救的後遺症。但是，在褪黑激素的使用史上，曾經發生原料遭到汙染，結果造成大規模使用者受感染事件。第四、目前台灣能買得到的褪黑激素產品均非藥品，因此如果產生不良反應，無法得到藥害救濟，如果是自行向國外購買者，更是得自求多福。

由於褪黑激素在不同國家的定位不同，在一些國家是可取得處方藥的，因此聯合國世界衛生組織（WHO）跨國藥物使用統計網頁上可以查到褪黑激素的每日劑量，這個數值是：成年人平均每天兩毫克（2mg/day）。但切記：此數值僅供參考，因為種族、民族生活性之間是有差異的，本藥並未針對國人建立起使用標準與安全性依據，所以連聯合國世界衛生組織都在該網頁開宗明義提醒讀者：本數據不反映建議處方劑量。

褪黑激素促效劑：Ramelteon（Rozerem）

由於褪黑激素的療效始終難以確定，因此有研究者就另闢蹊徑，從褪黑激素接受器下手，嘗試發展高度科學性、可控制變因的促效劑。

所謂促效劑，就是會跟原本物質在接受器上面，產生相似反應的化學物質。發展「褪黑激素促效劑」的思考邏輯就建立在：那乾脆研發人工合成的物質，只針對這兩類接受器作用，自然沒有原本褪黑激素與體內其他組織與化學物質綜錯複雜的關係與交互影響。這就像政黨在選舉時，打出形象清新的新人牌，自然沒有政壇老將的一大堆政治包袱。

直到目前為止，已經被研發且核准以安眠藥名義上市的褪黑激素促效劑只有一種，那就是：Ramelteon（Rozerem），褪黑激素第一型接受器作用在腦部，抑制視叉上核的神經活動，以促進睡眠的發生；同時也作用在褪黑激素第二型接收器，來調整睡眠週期，讓作息恢復原狀。

Ramelteon並非速效安眠藥，而是在重設生理時鐘藉以自然入睡，需要固定時間服藥，不要間斷，耐心完成三個月的療程，

相對於安眠藥在上床睡覺前才服用，此藥的特點是要先選定「理想就寢時間」，然後在此時間「前兩小時」固定服藥。例如：希望治療完成時，可以在晚上十一點睡覺，就要固定在晚上九點服藥。如果超過設定時間一個小時以上，就不要再補服了，以免把正在設定的生理時鐘搞亂，隔天再繼續服用就好了。

Ramelteon的優點是重塑新的生理時鐘，治療完成後，患者就可以順著生理時鐘自然入眠，擺脫藥物。不像別的安眠藥，有吃有效，沒吃就恢復失眠原狀。對於長期服用安眠藥感到厭煩的病患，可以列入考慮。

此藥的優點包括：作用路徑非苯二氮平接收體，沒有藥物耐受性的問題，不會成癮而越吃越重。服用後無欣快感，故無藥物濫用及依賴性。待治療完成時，停藥也不會出現戒斷症狀，例如：反彈性失眠，或是其他不適，可以乾淨俐落地停藥。

價格較高昂，健保不給付

不過，它也不是完美的藥物，目前最大的缺點是「價格」。因為價格較高，健保局拒絕給付，因此使用者都只能自費處方，一個月的藥價大

約一千餘元，未來即使有納入健保，因為相對高價，恐成為審查重點，一旦剔退還被放大百倍（倘若健保抽查時，發現某患者使用該藥物，但健保局不認為該患者需要使用該藥物，健保局將不給付該藥的費用——即便患者已經把藥拿回家吃下肚。健保局還可能放大罰款數倍到百倍），醫師極可能因恐懼核刪，導致損失慘重，即使健保號稱有給付也不敢開。搞不好進了健保，患者反而更拿不到藥。

但這個問題在自費門診並不是問題，以健康食品的標準，一個月一千多元並不算貴；反過來，難題出在使用者的恆心與毅力上——因為使用此藥須耐心完成整個療程，要是三天打魚兩天曬網，或服藥不定時，還是過早放棄，都無法達到期望的效果。

原已服用安眠藥物的失眠患者，想要根本治療失眠，不想一直服用安眠藥，偏偏一減藥就失眠的話，這顆藥倒是很適合的輔助性用藥，它可以讓人在藥物之間「偷天換日」——少量減少原有的安眠藥，同時加上Ramelteon，並保持原本能入睡的狀態。倘若能成功入眠，那就算「盜壘」成功，維持一段穩定睡眠之後，繼續向下一壘邁進（安眠藥再次減量，Ramelteon保持不變）。

服用Ramelteon的正確心態

正確的用法是在睡前兩小時服用Ramelteon，上床前服用安眠藥。前幾個星期不建議減安眠藥，因為Ramelteon還沒有發揮最大療效，突然減太多安眠藥會導致反彈性失眠。等到某天安眠藥還沒服用時，就感覺到睡意，當晚就可以減少安眠藥劑量。一次以不超過四分之一為宜，如果要更謹慎一點，讓「盜壘」成功機率更高，那就減八分之一的安眠藥劑量即可。

減藥之後，短暫的睡眠不穩定是正常的，過幾天之後，倘若能恢復穩定，那恭喜：暫時安全上壘，就看能維持多久？如果過了一個禮拜都不能恢復穩定，或者穩定了之後，又遇到工作、家庭等等壓力，再次失眠，那只好退回上一壘，但不要停掉Ramelteon，繼續維持著，伺機再次進攻。如果減藥後能維持良好睡眠，至少兩週以上，三週或一個月更安全，才能再往下一壘進攻。

這個藥物本身並無神奇之處，難的是何時生效？何時可減藥？何時算是減藥成功？何時該撤退（減藥失敗）？以現階段的工作、家庭、學業等壓力而言，是否是減藥時機？諸多局勢的判斷與引導，這需要一種介於心理治療與一般門診之間的會談，來進行用藥的策略擬定，以及使用者難免遇到瓶頸時的心理支持與引導，否則，光是服用Ramelteon，成功機率不高。即便使用者願意配合，要走完整個療程，通常也會持續三個月以上。所以，如果當下的諸多主客觀環境不許可，高壓、大量用腦、作息顛倒、缺乏運動、忙碌緊張的生活狀況不能改變，勉強自己進入減藥療程，也是必敗無疑的。

相反的，如果能進入減藥療程，而且一切順利，等到安眠藥減完歸零，Ramelteon需要再續用一陣子，確定生理時鐘已經建立完成，就可將Ramelteon停掉，往後就順著生理時鐘自然入睡。

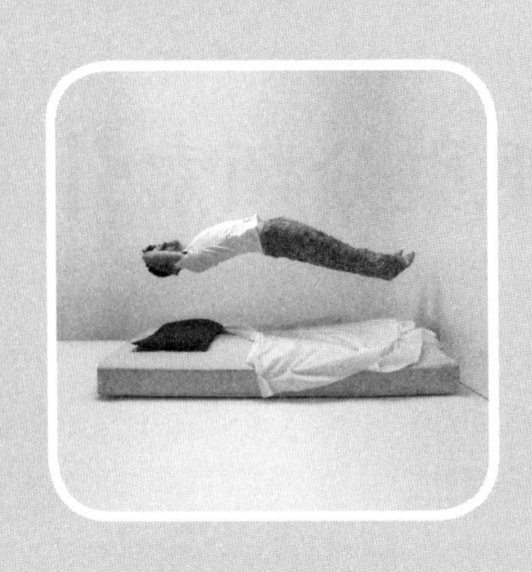

輯四・安眠藥小藥典

常用安眠藥分類索引

底下依照字母順序，列出國內目前常用的安眠藥，主要包括苯二氮平、非苯二氮平、抗組織胺、抗憂鬱劑、抗精神病藥幾大類。由於巴比妥鹽等老式藥物已不用於安眠，故不列入。未申報健保之調劑用藥、不需處方可自購之成藥亦不列入。

使用方式是：左邊文字是藥物的商品名稱，依照英文字母的順序排列，你可以找出藥袋或處方箋上的藥品名稱，對照右邊的說明。右邊文字包括該藥物的分類與藥物的學名，你可以在本書的輯三「細說安眠藥」中，找到該類藥物的說明。

A

Aclonax	參見「苯二氮平 - Clonazepam」
Agomelatin	參見「抗憂鬱劑：褪黑激素接收體 - Agomelatin」
Alprazolam	參見「苯二氮平 - Alprazolam」
Alprox	參見「苯二氮平 - Alprazolam」
Alpragin	參見「苯二氮平 - Alprazolam」
Alpralin	參見「苯二氮平 - Alprazolam」
Amitriptyline	參見「抗憂鬱劑 ：三環抗鬱劑 - Amitriptyline」

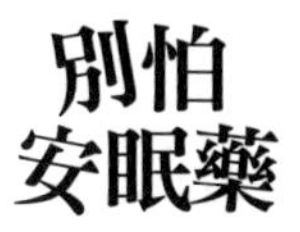
別怕
安眠藥

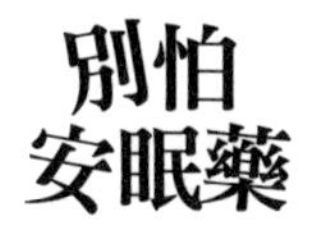

Dialium	參見「苯二氮平 - Diazepam」
Diamine	參見「抗組織胺 - Diphenhydramine」
Diapin	參見「苯二氮平 - Diazepam」
Diapine	參見「苯二氮平 - Diazepam」
Diazepam	參見「苯二氮平 - Diazepam」
Diazem	參見「苯二氮平 - Diazepam」
Diphenhydramine	參見「抗組織胺 - Diphenhydramine」
Domisui-N	參見「苯二氮平 - Nitrazepam」
Dormicium	參見「苯二氮平 - Midazolam」
Doxepin	參見「抗憂鬱劑：三環抗鬱劑 - Doxepin」
Drowsy	參見「苯二氮平 - Triazolam」
Dupin	參見「苯二氮平 - Diazepam」

E

Earmin	參見「抗組織胺 - Cyproheptadine」
Elam	參見「苯二氮平 - Estazolam」
Epine	參見「抗精神病藥物：非傳統 - Quetiapine」
Eslam	參見「苯二氮平 - Estazolam」
Esomin	參見「苯二氮平 - Estazolam」
Estazolam	參見「苯二氮平 - Estazolam」
Eszo	參見「苯二氮平 - Estazolam」
Etumine	參見「抗精神病藥物：傳統 - Clothiapine」
Eugine	參見「抗憂鬱劑：血清素再回收抑制劑 - Paroxetine」
Eurodin	參見「苯二氮平 - Estazolam」

F

Fallep	參見「苯二氮平 - Flunitrazepam」
Fishdon	參見「抗憂鬱劑 - Trazodone」
Flumain	參見「苯二氮平 - Flunitrazepam」
Flunepan	參見「苯二氮平 - Flunitrazepam」
Flunitrazepam	參見「苯二氮平 - Flunitrazepam」

K

Kalma	參見「苯二氮平 - Alprazolam」
Kinax	參見「苯二氮平 - Alprazolam」
Kinzolam	參見「苯二氮平 - Estazolam」
Kolinin	參見「苯二氮平 - Lorazepam」

L

Larpam	參見「苯二氮平 - Lorazepam」
Lendormin	參見「苯二氮平 - Brotizolam」
Lime	參見「苯二氮平 - Triazolam」
Limin	參見「苯二氮平 - Nitrazepam」
Limus	參見「抗精神病藥物：非傳統 - Quetiapine」
Lisumen	參見「苯二氮平 - Flurazepam」
Lopam	參見「苯二氮平 - Lorazepam」
Lorapam	參見「苯二氮平 - Lorazepam」
Lorat	參見「苯二氮平 - Lorazepam」
Lorazepam	參見「苯二氮平 - Lorazepam」
Lorazin	參見「苯二氮平 - Lorazepam」
Lovamin	參見「苯二氮平 - Lorazepam」
Lowen	參見「苯二氮平 - Lorazepam」
Loxamine	參見「抗憂鬱劑：血清素回收抑制劑 - Paroxetine」
Lozeopam	參見「苯二氮平 - Flurazepam」

M

Manlsum	參見「苯二氮平 - Flurazepam」
Mellazine	參見「抗精神病藥物：傳統 - Thioridazine」
Mellerzin	參見「抗精神病藥物：傳統 - Thioridazine」
Melzin	參見「抗精神病藥物：傳統 - Thioridazine」
Menna	參見「抗組織胺 - Diphenhydramine」
Meronin	參見「抗憂鬱劑：四環抗鬱劑 - Mirtazepine」
Mesyrel	參見「抗憂鬱劑 - Trazodone」
Mezapine	參見「抗精神病藥物 ：非傳統 - Clozapine」

Paroxin	參見「抗憂鬱劑：血清素再回收抑制劑 - Paroxetine」
Pashin	參見「抗憂鬱劑：三環抗鬱劑 -Clomipramine」
Phynorm	參見「抗組織胺 - Promethazine」
Pilian	參見「抗組織胺 - Cyproheptadine」
Piminton	參見「抗組織胺 - Cyproheptadine」
Pinsaun	參見「抗憂鬱劑：三環抗鬱劑 - Amitriptyline」
PMS-Zopiclone	參見「非苯二氮平 - Zopiclone」
Promethazine	參見「抗組織胺 - Promethazine」

Q

Q-Pine	參見「抗精神病藥物：非傳統 - Quetiapine」
Queropine	參見「抗精神病藥物：非傳統 - Quetiapine」
Quepine	參見「抗精神病藥物：非傳統 - Quetiapine」
Quetia	參見「抗精神病藥物：非傳統 - Quetiapine」
Quetialin	參見「抗精神病藥物：非傳統 - Quetiapine」
Quetiapine	參見「抗精神病藥物：非傳統 - Quetiapine」
Quiapine	參見「抗精神病藥物：非傳統 - Quetiapine」

R

Ramelteon	參見「褪黑激素促效劑 - Ramelteon」
Ramin	參見「抗組織胺 - Diphenhydramine」
Rapnotic	參見「非苯二氮平 - Zolpidem」
Raxam	參見「苯二氮平 - Clonazepam」
Recin	參見「苯二氮平 - Diazepam」
Reizer	參見「抗精神病藥物：傳統 - Chlorpromazine」
Remeron	參見「抗憂鬱劑：四環抗鬱劑 - Mirtazepine」
Ripam	參見「苯二氮平 - Clonazepam」
Rivopam	參見「苯二氮平 - Clonazepam」
Rivotril	參見「苯二氮平 - Clonazepam」
Rozerem	參見「褪黑激素促效劑 - Ramelteon」

T

Tening	參見「苯二氮平 - Diazepam」
Thinin	參見「抗精神病藥物 ：傳統 - Thioridazine」
Thioridazine	參見「抗精神病藥物 ：傳統 - Thioridazine」
Thirizine	參見「抗精神病藥物 ：傳統 - Thioridazine」
Tialam	參見「苯二氮平 - Triazolam」
Tofranil	參見「抗憂鬱劑 ：三環抗鬱劑 - Imipramine」
Tone	參見「抗憂鬱劑 ：三環抗鬱劑 - Imipramine」
Torlex	參見「抗憂鬱劑 - Trazodone」
Toufong	參見「苯二氮平 - Diazepam」
Tranzepam	參見「苯二氮平 - Diazepam」
Trazo	參見「抗憂鬱劑 - Trazodone」
Trazodone	參見「抗憂鬱劑 - Trazodone」
Trazone	參見「抗憂鬱劑 - Trazodone」
Triazolam	參見「苯二氮平 - Triazolam」
Tripyline	參見「抗憂鬱劑 ：三環抗鬱劑 - Amitriptyline」
Trynol	參見「抗憂鬱劑 ：三環抗鬱劑 - Amitriptyline」

U

U-Mirtaron	參見「抗憂鬱劑 ：四環抗鬱劑 - Mirtazepine」
Uniclone	參見「非苯二氮平 - Zopiclone」
Upisin	參見「抗憂鬱劑 ：三環抗鬱劑 - Imipramine」
Uspen	參見「抗精神病藥：非傳統 - Clozapine」
U-Zepine	參見「抗憂鬱劑 ：四環抗鬱劑 - Mirtazepine」

V

Valdoxan	參見「抗憂鬱劑：褪黑激素接收體 - Agomelatin」
Valisin	參見「苯二氮平 - Diazepam」
Vancolin	參見「苯二氮平 - Diazepam」
Vanconin	參見「苯二氮平 - Diazepam」
Vanipam	參見「苯二氮平 - Alprazolam」

Zolpidem	參見「非苯二氮平 - Zolpidem」
Zomianne	參見「非苯二氮平 - Zopiclone」
Zopiclone	參見「非苯二氮平 - Zopiclone」
Zopim	參見「非苯二氮平 - Zolpidem」
Zopimen	參見「非苯二氮平 - Zolpidem」
Zorimin	參見「非苯二氮平 - Zolpidem」

最常見安眠藥特性比較表

藥物學名	濃度高峰（小時）	半衰期（小時）	藥效歸類	等約劑量
Alprazolam	1-2	9–20	解焦慮劑	0.5 mg
Brotizolam	0.5-2	4–5	安眠藥	0.25 mg
Clonazepam	1-4	18–50	抗癲癇藥物 肌肉放鬆劑	0.5 mg
Diazepam	1-1.5	20–100	解焦慮劑 抗癲癇藥物 肌肉放鬆劑	10 mg
Estazolam	1-5	10–24	安眠藥	2 mg
Flunitrazepam	0.5-3	18–26	安眠藥	1 mg
Flurazepam	1-1.5	40–250	安眠藥	15–30 mg
Lorazepam	2-4	10–20	解焦慮劑 抗癲癇藥物	1mg
Midazolam	0.5-1	3	安眠藥 抗癲癇藥物	7.5 mg
Nitrazepam	0.5-7	15–38	安眠藥	10 mg
Triazolam	0.5-2	2	安眠藥	0.25 mg
Zaleplon	1	1	安眠藥	--
Zolpidem	1.6	2	安眠藥	10 mg
Zopiclone	0.5-2	5	安眠藥	7.5mg

國家圖書館預行編目資料

別怕安眠藥——正確用藥，解除失眠魔咒／
陳俊欽、賴奕菁著. --初版. --臺北市:寶瓶文
化, 2016. 6
面； 公分. --(Restart；009)
ISBN 978-986-406-056-6 (平裝)

1. 神經系統藥物 2. 安眠劑 3. 失眠症
418. 2131 105009027

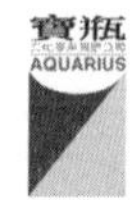

Restart 009

別怕安眠藥——正確用藥，解除失眠魔咒

作者／陳俊欽醫師、賴奕菁醫師

發行人／張寶琴
社長兼總編輯／朱亞君
主編／張純玲・簡伊玲
編輯／賴逸娟・丁慧瑋
美術主編／林慧雯
校對／賴逸娟・陳佩伶・劉素芬・陳俊欽・賴奕菁
業務經理／李婉婷
企劃專員／林歆婕
財務主任／歐素琪 業務專員／林裕翔
出版者／寶瓶文化事業股份有限公司
地址／台北市110信義區基隆路一段180號8樓
電話／(02) 27494988 傳真／(02) 27495072
郵政劃撥／19446403 寶瓶文化事業股份有限公司
印刷廠／世和印製企業有限公司
總經銷／大和書報圖書股份有限公司 電話／(02) 89902588
地址／新北市五股工業區五工五路2號 傳真／(02) 22997900
E-mail／aquarius@udngroup.com

著作完成日期／二〇一六年
初版一刷日期／二〇一六年六月
初版二刷日期／二〇一六年六月六日
ISBN／978-986-406-056-6
定價／三二〇元

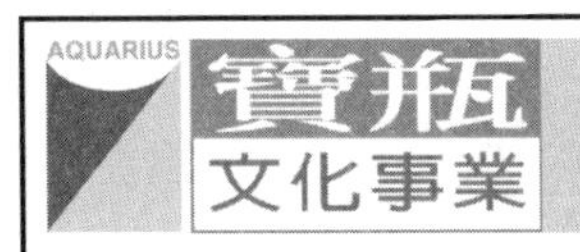

愛書人卡

感謝您熱心的為我們填寫，
對您的意見，我們會認真的加以參考，
希望寶瓶文化推出的每一本書，都能得到您的肯定與永遠的支持。

系列：Restart 009　**書名：別怕安眠藥——正確用藥，解除失眠魔咒**

1. 姓名：＿＿＿＿＿＿＿＿　性別：□男　□女
2. 生日：＿＿年＿＿月＿＿日
3. 教育程度：□大學以上　□大學　□專科　□高中、高職　□高中職以下
4. 職業：＿＿＿＿＿＿＿＿
5. 聯絡地址：＿＿＿＿＿＿＿＿＿＿＿＿＿＿＿＿＿＿＿＿
   聯絡電話：＿＿＿＿＿＿＿＿　手機：＿＿＿＿＿＿＿＿
6. E-mail信箱：＿＿＿＿＿＿＿＿＿＿＿＿＿＿＿＿
   □同意　□不同意　免費獲得寶瓶文化叢書訊息
7. 購買日期：＿＿ 年 ＿＿ 月 ＿＿日
8. 您得知本書的管道：□報紙／雜誌　□電視／電台　□親友介紹　□逛書店　□網路　□傳單／海報　□廣告　□其他
9. 您在哪裡買到本書：□書店，店名＿＿＿＿＿　□劃撥　□現場活動　□贈書　□網路購書，網站名稱：＿＿＿＿＿＿　□其他＿＿＿＿＿
10. 對本書的建議：（請填代號　1. 滿意　2. 尚可　3. 再改進，請提供意見）
    內容：＿＿＿＿＿＿＿＿＿＿＿
    封面：＿＿＿＿＿＿＿＿＿＿＿
    編排：＿＿＿＿＿＿＿＿＿＿＿
    其他：＿＿＿＿＿＿＿＿＿＿＿
    綜合意見：＿＿＿＿＿＿＿＿＿＿＿＿＿＿＿＿＿＿＿＿
11. 希望我們未來出版哪一類的書籍：＿＿＿＿＿＿＿＿＿＿＿＿＿＿

讓文字與書寫的聲音大鳴大放

寶瓶文化事業股份有限公司

（請沿此虛線剪下）

廣　告　回　函
北區郵政管理局登記
證北台字15345號
免貼郵票

寶瓶文化事業股份有限公司　收

110台北市信義區基隆路一段180號8樓

8F,180 KEELUNG RD.,SEC.1,

TAIPEI.(110)TAIWAN R.O.C.

（請沿虛線對折後寄回，或傳真至02-27495072。謝謝）